DE LA
LUXATION CONGÉNITALE

DU

TIBIA EN AVANT

AVEC

RENVERSEMENT DE LA JAMBE SUR LA CUISSE

PAR

Lucien HIBON,

Docteur en médecine de la Faculté de Paris,
Ex-aide-major des ambulances de la Presse française durant les deux sièges
de Paris (1870-71),
Ancien interne de la Maison nationale de Charenton.

———•◦◦◦•———

PARIS
OCTAVE DOIN, LIBRAIRE-ÉDITEUR
8, PLACE DE L'ODEON, 8

1884

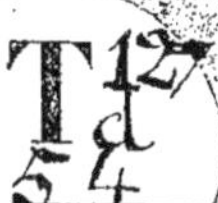

DE LA

LUXATION CONGÉNITALE

DU

TIBIA EN AVANT

AVEC

RENVERSEMENT DE LA JAMBE SUR LA CUISSE

PAR

Lucien HIBON,

Docteur en médecine de la Faculté de Paris,
Ex-aide-major des ambulances de la Presse française durant les deux sièges
de Paris (1870-71),
Ancien interne de la Maison nationale de Charenton.

PARIS
OCTAVE DOIN, LIBRAIRE-EDITEUR
8, PLACE DE L'ODEON, 8

1881

DE LA

LUXATION CONGÉNITALE DU TIBIA EN AVANT

AVEC

RENVERSEMENT DE LA JAMBE SUR LA CUISSE

INTRODUCTION

Les luxations congénitales ont de tout temps attiré l'attention des chirurgiens; les causes et le mécanisme de ces lésions de la vie intra-utérine, pendant laquelle le fœtus semble à l'abri des violences extérieures, échappaient aisément à la sagacité des observateurs. Elles paraissaient mystérieuses, et, il faut bien l'avouer, il y a encore de nombreuses inconnues dans le problème pathogénique des vices de conformation, des arrêts de développement et des difformités originelles. Sans avoir la prétention d'éclairer la question de l'étiologie, nous soulèverons peut-être quelque doute dans l'esprit de ceux qui, avec M. J. Guérin, ont espéré ramener à l'unité les causes de toutes les déviations osseuses, articulaires et musculaires.

Depuis le commencement de ce siècle, on a beaucoup étudié l'histoire générale des luxations congénitales. La thèse de concours d'Alphonse Sanson, en 1841, celle de Robert, en 1851, le mémoire présenté vers la même époque par M. J. Guérin à l'Académie des sciences, témoignent assez de l'intérêt qui s'attachait à ces études.

Les luxations congénitales de la hanche, les déviations de la colonne vertébrale, les pieds bots, etc., avaient déjà fait l'objet de remarquables travaux originaux et de recherches spéciales.

On connaissait peu de faits relatifs aux luxations du genou. Aussi, dans les ouvrages que nous venons de signaler, et plus tard dans les dictionnaires, dans les traités de pathologie externe, se contente-t-on de dire que les luxations congénitales du genou sont extrêmement rares. M. J. Guérin tente, toutefois, un essai de classification. Pour lui, elles ne sont jamais complètes, ce sont toujours des subluxations, et il en a rapporté quatre variétés : en avant, en arrière, en dedans et en dehors. Malgaigne met en doute les luxations latérales signalées par Guérin et Robert. Ce dernier admet la luxation complète en avant, mais il la regarde comme exceptionnelle. « Il peut arriver, dit-il, que les surfaces articulaires s'abandonnent complètement et se juxtaposent, comme cela s'est vu dans certains cas d'extension poussée si loin que le pied venait toucher à la paroi antérieure de l'abdomen. »

Aujourd'hui, la question des difformités originelles du genou vient d'entrer dans une nouvelle phase, grâce aux recherches de M. Guéniot, qui a eu, dans ces derniers temps, l'occasion d'observer trois exemples de luxation congénitale du tibia en avant. Il a fait, à ce sujet, communications à la Société de chirurgie, l'une en juillet, l'autre en décembre. De son travail il ressort que la science ne possède actuellement que onze observations de cette lésion, dont les cinq dernières sont toutes récentes (1873-1880), et dont la plus ancienne a été publiée en 1821 par Chatelain, médecin suisse. Malgré le petit nombre des observations, nous sommes porté à croire que la luxation dont il s'agit est moins rare qu'on ne pourrait le supposer. En effet, tous les observateurs qui ont précédé M. Guéniot mentionnent comme unique encore le fait dont ils ont été témoins.

M. Guéniot lui-même ne s'occupe de la question qu'après avoir vu une deuxième fois « cette difformité, si choquante et si bizarre, » pour employer les propres expressions de cet auteur. A peine son travail est-il connu, qu'en moins de quatre mois deux autres cas viennent s'ajouter aux précédents.

Si, maintenant, des onze observations de luxation du tibia en avant, nous en défalquons trois relatives à des monstres, nous voyons que sur huit ayant trait à des enfants, d'ailleurs bien conformés, cinq ne sont connues que d'hier. On peut donc dire que c'est une lésion peu fréquente, mais moins rare peut-être qu'on ne l'avait cru jusqu'à ce jour.

Comparée aux autres luxations congénitales du genou, elle est de beaucoup la plus fréquente, car on l'observerait plus souvent que toutes les autres ensemble. C'est à son étude que nous voulons limiter notre travail. Avant d'aborder le fond de notre sujet, besoin est de résoudre une question préjudicielle.

Devons-nous conserver le mot de luxation congénitale employé par tous les auteurs qui se sont jusqu'ici occupés

de cette lésion, ou bien lui substituer le mot de renversement de la jambe en avant, comme le voudrait M. Lannelongue? Il est certain que les rapports des os ne sont pas
ici les mêmes que dans la luxation traumatique du tibia
en avant et que les signes cliniques sont tout autres. Mais,
en réalité, il y a déplacement permanent des surfaces articulaires, partiel ou complet, peu importe; d'après la définition, c'est une luxation. D'autre part, le renversement
de la jambe sur la cuisse constitue le symptôme le plus
extraordinaire de cette affection et cette désignation a
l'avantage de bien préciser la situation et la difformité.
Nous nous servirons donc indistinctement des deux termes : luxation et renversement; nous préférons, toutefois,
le premier avec le qualificatif : congénitale, parce qu'il est
consacré par l'usage et qu'il est juste, quel que soit le
degré de la lésion. Une bonne définition doit être aussi
large que possible, et le renversement de la jambe en
avant, symptôme essentiel de la difformité que nous allons
décrire, détermine, dans l'articulation du genou, des modifications de rapports, modifications permanentes qu'on
ne saurait, sans s'écarter de la définition, ne pas attribuer
à une luxation.

M. J. Guérin, qui a disséqué des articulations du genou
chez des fœtus atteints de ces difformités congénitales,
n'hésite pas, du reste, à en faire des luxations incomplètes.
Cruveilhier appelle diastasis le déplacement congénital
qu'il a observé et qui était dû à la grande laxité, à la longueur des ligaments latéraux. Or, le mot *diastasis* a été
réservé aux déplacements des synarthroses. C'est donc
encore une luxation. Pour résoudre le différent, l'anatomie
pathologique serait nécessaire. Elle nous manque, car,
fort heureusement, la guérison est la règle absolue, sauf

le cas de monstruosité ou de malformations multiples.
(Obs. de Guérin et Cruveilhier.)

Désirant combler cette lacune, nous avons minutieusement analysé toutes les observations connues et cherché à nous rendre exactement compte des déplacements des surfaces articulaires. Cela ne suffisant pas, nous avons entrepris une série d'expériences sur des cadavres d'avortons ou de tout jeunes enfants, et nous espérons pouvoir démontrer qu'il y a bien réellement subluxation, sinon luxation. Nous avons annexé au compte rendu de nos expériences et à notre essai d'anatomie pathologique des planches destinées à montrer les lésions produites et les différents degrés de déplacement des surfaces articulaires. Qu'il nous soit permis, à ce propos, de remercier bien sincèrement nos deux excellents amis, M. Haranger, interne de l'hospice des Enfants-Assistés, et M. Claverie, le premier pour son concours dans les expériences faites à l'amphithéâtre, le second pour la complaisance avec laquelle il a mis à notre disposition son talent de dessinateur.

Division du sujet. — Nous divisons notre travail en trois parties. Dans la première, nous décrirons les symptômes de la lésion chez les enfants sains d'ailleurs, nous en établirons le diagnostic, le pronostic et le traitement; nous rapporterons, à l appui, les observations connues jusqu'à ce jour.

La deuxième partie sera consacrée à l'étude de la même difformité chez les monstres ou chez les fœtus atteints de vices de conformation multiples.

Enfin nous essayerons, dans la troisième partie, d'élucider la question d'étiologie d'abord, et la question d'anatomie pathologique ensuite.

Si notre travail, au point de vue clinique, ne repose sur

aucune observation personnelle, il n'y a rien de surpre-
nant à cela. On ne rencontre de pareils faits que dans la
pratique, où ils peuvent être imputés par ignorance au
médecin. Il est donc utile qu'on soit prévenu. Que
M. Guéniot reçoive ici l'expression de notre reconnaissance
pour les conseils qu'il a bien voulu nous donner.

PREMIÈRE PARTIE

CHAPITRE Ier.

SYMPTOMES DE LA LUXATION CONGÉNITALE DU TIBIA EN AVANT.

La difformité est, en général, si accentuée, qu'elle attire immédiatement l'attention de l'accoucheur; néanmoins, elle n'existe pas toujours au même degré. Tantôt, en effet, le renversement est *complet* et la face antérieure de la jambe est en rapport avec la face antérieure de la cuisse, tantôt le renversement est *incomplet* et l'extension est plus ou moins exagérée, mais les deux segments du membre pelvien n'arrivent pas au contact. Au point de vue de la direction de la jambe, on observe aussi des variétés : dans certains cas le renversement est *direct*, dans d'autres il s'accompagne de *rotation* du segment inférieur, soit en *dedans*, soit en *dehors*.

Il convient donc d'établir les divisions suivantes :

Renversement de la jambe en avant.			
Complet.	Direct.	En dedans.
	Oblique.	En dehors.
Incomplet.	Direct.	En dehors.
	Oblique.	En dedans.

De plus, une distinction importante est à faire dans

l'étude de ces attitudes vicieuses. Dans un premier groupe
de faits, de beaucoup le plus intéressant pour le praticien,
le renversement de la jambe en avant est la seule difformité apparente, les enfants sont nés viables et, du reste,
bien constitués. Dans le second groupe, qui regarde surtout le tératologiste, le renversement de la jambe est le
plus souvent double et le fœtus présente une série de malformations, de difformités ou d'arrêt de développement
qui en font un véritable monstre.

De là cette nouvelle division :

| *Renversement* | Unique. | Chez des enfants du reste bien conformés. |
| *de la jambe en avant.* | Double. | Chez des monstres. |

RENVERSEMEMT DE LA JAMBE EN AVANT CHEZ DES ENFANTS
DU RESTE BIEN CONFORMÉS.

Symptômes. — La déformation que présente le membre
abdominal est des plus considérables, la jambe est complètement fléchie sur la cuisse, mais dans un sens opposé
à la flexion naturelle. Les rapports, les conditions topographiques sont donc entièrement changés.

La cuisse est étendue, le genou a perdu sa forme, il est
aplati en avant, fait saillie en arrière, la face antérieure
de la jambe repose sur la face antérieure de la cuisse. Mais
ces deux segments ne sont pas toujours parallèles. Si
quelquefois la jambe se dirige directement en haut, quelquefois aussi elle s'y dirige obliquement, et elle paraît
alors avoir subi une légère torsion qui tantôt porte le pied
en dedans avec rotation de la pointe en dehors, comme

dans les deux derniers cas de M. Guéniot, tantôt, au contraire, le porte en dehors avec rotation de la pointe en dedans.

Le creux poplité, devenu la partie la plus inférieure du membre, est effacé, n'existe plus. Il est remplacé par une saillie. La peau y est fortement tendue, lisse, luisante, sans trace de plis articulaires, sans éraillure. Cette tension des téguments s'étend jusque sur la partie postérieure de la cuisse et de la jambe. A travers la peau tendue on trouve en avant et en haut une éminence arrondie, l'extrémité supérieure du tibia; derrière elle, un enfoncement, et plus loin encore une nouvelle saillie osseuse qui termine la cuisse et qui se renfle en dehors et en dedans. On reconnaît facilement les deux condyles fémoraux. L'extrémité supérieure du tibia, d'apparence cubique, est parfois si mobile sous les doigts qu'il semble d'abord, dit Motte, que ce noyau osseux est libre, isolé des parties voisines, ce qui a pu lui faire croire un instant au décollement de l'épiphyse du tibia.

Dans l'angle rentrant formé par le renversement de la jambe sur la cuisse, la peau, au lieu d'être tendue, est, au contraire, relâchée et forme un plus ou moins grand nombre de plis au milieu desquels il n'est pas toujours possible de retrouver la rotule. Ces plis ne deviennent bien visibles qu'après le redressement partiel de la jambe. Ils sont transversalement dirigés, et dans certains cas très profondément marqués. On les a vus remplis de matière sébacée abondante. Leur nombre est variable. Ces plis de flexion, au nombre de trois dans la deuxième observation de M. Guéniot, étaient séparés l'un de l'autre par un intervalle d'un centimètre. Il y en avait également trois dans le cas de Kleeberg, et ils paraissaient adhérer solidement à l'os. Motte décrit une disposition toute spéciale de la région rotulienne : « En avant et correspondant, à l'extrémité inférieure du fémur, saillie sur laquelle passe un cordon, large, tendu, faisant suite aux muscles extenseurs de la cuisse tiraillés en cet endroit. Au-dessous de la saillie signalée, dépression où s'enfonce le tendon des extenseurs. A une première investigation, ajoute-t-il, je ne découvre pas la rotule ; ce n'est qu'à la fin de mon examen que je la reconnais profondément située dans l'enfoncement accidentellement formé. » Les téguments de la cuisse et de la jambe en avant sont relâchés.

Examiné dans son ensemble, le genou ainsi renversé est allongé d'avant en arrière, grâce à la superposition des parties molles et du squelette. Le diamètre tranversal ne semble pas modifié notablement, car il n'y a ni hydarthrose, ni gonflement périarticulaire.

Si on vient à restituer le membre dans ses rapports normaux, voici ce qu'on observe.

Dans tous les cas la réduction s'obtient facilement. Il suffit le plus ordinairement de la plus légère traction pour ramener la jambe dans l'axe de la cuisse et rétablir les rapports articulaires. Pendant cette manœuvre faite avec ménagement, les plis s'effacent, les extrémités osseuses deviennent insensibles au toucher et à la vue et quand le membre a repris sa direction normale, c'est-à-dire quand il est devenu rectiligne, sa forme paraît régulière et sa longueur égale à celle de son congénère. Toutefois, dans le fait de Kleeberg, le membre malade restait de 3/4 de pouce plus court que l'autre et cette inégalité de longueur ne disparaissait qu'en soumettant la jambe à une forte extension. Le volume ne semble pas diminué et les deux membres paraissent également bien nourris. Dans le premier fait de M. Guéniot, loin d'être atrophié, le membre semblait plutôt d'un volume supérieur à celui du côté sain.

L'extension ainsi produite, si on abandonne la jambe à elle-même, elle peut rester dans cette position les mouvements spontanés ne troublant même pas les rapports (obs. de Motte). Mais le plus habituellement le membre reprend immédiatement, ou sous l'influence d'une contraction musculaire, sa position vicieuse. Dans tous les cas, la moindre impulsion, le moindre effort poussant ou tirant la jambe vers le ventre, suffit pour déterminer de nouveau le renversement et reproduire la difformité, soit en vertu de la rétraction des ligaments et des muscles, soit en vertu de la prédominance d'action des extenseurs. Reproduction et réduction des déplacements articulaires se font donc avec une singulière facilité.

Mais veut-on dépasser la limite de l'extension pour fléchir la jambe en arrière, c'est-à-dire dans le sens de la flexion normale, on sent une résistance qui s'oppose à ce mouvement. Il n'en est pas toujours ainsi. Bard rapporte que la flexion était aussi facile qu'à l'ordinaire, qu'aucun mouvement n'était douloureux, mais ce fait semble plus rare que le précédent et on peut dire, en règle générale, que la flexion est impossible dans les premières tentatives et par les moyens de douceur, selon l'expression dont se sert M. Guéniot.

Tous ces mouvements provoqués, sauf celui de flexion, sont faciles et indolores. Les mouvements spontanés, quand ils se produisent, sont peu étendus. Quand la jambe est dans l'extension ou très légèrement fléchie, l'enfant peut quelquefois la remuer (obs. de Kleeberg). Motte dit que « les *mouvements spontanés* déterminés par la contraction musculaire ne troublaient en rien les rapports normaux des surfaces » après réduction.

Les auteurs ne parlent pas des mouvements de latéralité, des mouvements d'abduction ou d'adduction, des mouvements de rotation de la jambe. Il serait intéressant de savoir si ces mouvements sont possibles, s'ils sont exagérés, etc. De leur connaissance on pourrait inférer l'anatomie pathologique, dans une certaine mesure. Nous avons, du reste, dans nos expériences, cherché à élucider ce point.

La description qui précède, pour être claire, nous a forcé à reléguer ici quelques détails relatifs aux variétés.

Dans le renversement *complet* les mouvements spontanés sont impossibles ; la cuisse est étendue et, suivant que le renversement est *direct* ou *oblique,* c'est-à-dire avec torsion de la jambe en dedans ou en dehors, la pointe du pied affecte des rapports différents avec la paroi abdominale. Est-il direct, les orteils reposent tous sur la région de la fosse iliaque ou dans le pli de l'aine ; oblique en dehors ! ils touchent le côté inférieur correspondant du ventre ou l'épine iliaque antéro-supérieure, oblique en dedans : ils regardent vers la ligne médiane et l'ombilic. La torsion de la jambe avec rotation de la pointe du pied en dehors semble être plus fréquente.

Dans le renversement *incomplet,* l'enfant peut exécuter des mouvements volontaires ainsi qu'il ressort de ce passage de M. Guéniot. « Il n'existait ni paralysie ni atrophie ; la douleur semblait également nulle, car l'enfant exécutait des mouvements assez étendus, qui donnaient au membre une attitude étrange et accentuaient encore la flexion anormale. » (Obs. II.) D'autre part, on peut mécaniquement exagérer l'extension déjà si prononcée (obs. de Motte). On observe les mêmes variétés de direction que dans le renversement complet, mais la cuisse paraît être assez souvent demi fléchie sur le ventre. Aussi voit-on dans ces cas le pied affecter des rapports divers. Dans celu de Motte, le talon en rotation en dehors touche l'épaule correspondante. Le fait de M. Bertin est plus étrange. « Il arriva même, dit-il, dans les mouvements pour le rappeler à la vie, que la jambe passa sur l'épaule, le mollet appuyé sur le dos, et parut avoir trouvé sa position sinon normale, du moins habituelle. »

L'angle que forme entre elles la jambe et la cuisse est plus ou moins ouvert. Il était plus grand qu'un droit dans la 3e observation de M. Guéniot. « La jambe gauche, en effet, dans une légère rotation en dehors se maintenait en état d'extension exagérée, de telle sorte qu'elle formait avec la face antérieure de la cuisse une ligne concave dont le sommet correspondait au genou; les contractions musculaires avaient pour effet d'accentuer passagèrement la difformité. »

Marché. — La réduction de la luxation est facilement obtenue et maintenue, quel que soit le degré de la lésion. Les phénomènes consécutifs sont sans gravité; pendant deux ou trois jours, cinq ou six au plus, on observe de la douleur et de la tuméfaction périarticulaire, puis tout disparaît, d'autant plus rapidement d'ailleurs que les manipulations ont été moins nécessaires. Si la flexion est d'abord impossible, ce n'est que graduellement qu'il faut chercher à l'obtenir. La guérison n'est complète que si ce mouvement peut s'accomplir parfaitement. « L'articulation a repris alors tous ses caractères anatomiques et physiolologiques, les plis de flexion anormale ont disparu, les mouvements spontanés ont repris toute leur ampleur. »

Durée et terminaison. — Grâce à un traitement approprié, l'affection ne dure guère en général plus de deux à trois semaines, et la guérison est le fait constant. Dans un cas seulement, la guérison n'était pas encore obtenue au bout de six semaines (obs. III).

CHAPITRE II.

DIAGNOSTIC DE LA LUXATION CONGÉNITALE DU TIBIA EN AVANT AVEC RENVERSEMENT DE LA JAMBE SUR LA CUISSE CHEZ LES ENFANTS D'AILLEURS BIEN CONFORMÉS.

La difformité dont nous venons de retracer les caractères symptomatiques est tellement frappante, tellement spéciale qu'il serait pour ainsi dire oiseux de chercher à la différencier des autres vices de conformation, luxations et subluxations congénitales du genou.

Mais la lésion a-t-elle été produite pendant la vie intra-utérine ou bien est-elle le fait d'un traumatisme, résultat du travail ou des manœuvres obstétricales ? Est-elle réellement congénitale ? Est-elle au contraire accidentelle ?

D'origine *traumatique*, elle serait douloureuse étant le fait d'une violence récente. On trouverait des traces de cette violence, contusion, gonflement, ecchymose, etc., au pourtour de la jointure. Or il n'existe rien de tout cela.

Par contre on observe des plis de flexion dans la région rotulienne ; ces plis sont remplis de matière sébacée abondante ; les muscles fléchisseurs sont dans un état d'inertie plus ou moins prononcée, quelquefois absolue, comme dans le cas de Chatelain ; l'action des extenseurs est constamment exagérée, prédominante ; certains muscles peuvent même, changeant de rôle, de fléchisseurs devenir extenseurs, tels sont les muscles de la patte d'oie ; enfin la réduction des surfaces articulaires est facile, la douleur est nulle ou presque nulle ; ni les mouvements spontanés ni les mouvements provoqués, ni les manipulations d'aucune sorte ne l'éveillent. En outre tous les signes d'une violence récente font défaut. On est donc bien obligé d'admettre l'origine *congénitale* de la lésion qui se présente avec cet ensemble de caractères positifs et négatifs.

Quant à l'*ancienneté* de la luxation, elle est établie par les mêmes signes qui établissent son origine utérine et principalement par la présence des plis de flexion, par leur profondeur et par le dépôt plus ou moins abondant de matière sébacée à leur niveau. Mais à quelle époque de la vie intra–utérine remonte-t-elle? On peut vraisemblablement dans certains cas la faire remonter au moment où la mère a senti son enfant s'agiter vivement et lui occasionner des douleurs plus ou moins intenses par ses mouvements désordonnés.

Voici comment s'exprime M. J. Guérin sur la question du diagnostic : « Les caractères mécaniques des luxations congénitales empruntent toujours quelque chose de la spécificité de leur cause, de la rétraction musculaire, et donnent un complément de lumière aux caractères directement spécifiques de cette cause. Ainsi la forme des genoux ne sera pas exactement la même dans les luxations congénitales de ces parties que dans les variétés quelconques de ces mêmes luxations, résultant de violences extérieures

Hibon. 2

qui les réalisent immédiatement. Cette forme offrira toujours quelque particularité de siège, de direction, de dimension qui dépendront du siège, de la direction, du degré
d'action des muscles qui auront effectué ce déplacement.
Ce ne seront donc pas indistinctement les formes de tout
déplacement produit par les forces mortes dont l'action, la
direction d'action et le degré d'action ne sont soumis à
aucune condition régulière et produisent autant de combinaisons de leurs effets qu'il peut exister de combinaisons
dans leur manière de violenter l'articulation et des modes
de réaction des dispositions anatomiques de cette dernière. »

En supposant applicable dans toute son étendue la théorie de M. J. Guérin à nos cas de luxation congénitale du
genou, on diagnostiquerait suivant que le renversement est
complet ou incomplet, direct ou oblique, la rétraction active de tel ou tel des trois chefs du triceps crural ou sa rétraction en masse. Nous manquons de documents suffisants sur l'état des muscles, aussi ne pouvons-nous établir
si nos faits sont conformes à la théorie. Nous n'aurions pas
de doute à cet égard s'il était avéré que le renversement de
la jambe en avant est toujours occasionné par la contraction musculaire seule. Mais en est-il toujours ainsi ? Nous
discuterons ce point au chapitre de l'étiologie.

La lésion étant reconnue congénitale et de date plus ou
moins ancienne, est-elle isolée, est-elle simple ou compli-
quée ? L'examen des diverses parties du corps de l'enfant
permettra d'élucider rapidement ce point. L'existence d'un
pied bot ou d'une main bote, d'un torticolis, d'un vice
quelconque de conformation, etc., ferait penser à une altération profonde du système nerveux. La lésion ne serait
pas simplement locale et il faudrait rechercher s'il n'existe

ni paralysie, ni atrophie, ni contraction irrémédiable des muscles. Le pronostic, en effet, ne saurait être le même dans le cas de renversement sans lésion articulaire et musculaire grave, et dans les cas où le renversement se compliqué de lésions paralytiques, atrophiques, etc., plus ou moins généralisées, comme cela se voit dans les observations de Cruveilhier, Bouvier et Jules Guérin.

Toutes les luxations congénitales du genou constatées chez des enfants dont les autres parties apparentes du corps étaient bien conformées, ayant parfaitement guéri, il n'y a pas lieu de rechercher avec quelles affections on pourrait ultérieurement les confondre. On voit bien dans la paralysie spéciale aiguë de l'enfance survenir des troubles paralytiques qui permettent de donner à la jambe des positions tout à fait anormales. Mais, à moins de circonstances toutes particulières, telle que l'apparition de la paralysie dès les premières heures après la naissance, l'erreur n'est pas possible. Dans le cas de M. Bertin, les mouvements provoqués étaient si étendus que le membre présentait tous les caractères de la jambe décrite sous le nom de jambe de polichinelle. Mais si on l'abandonnait à elle-même, elle se repliait aussitôt au genou. Il y avait lieu de rechercher si les fléchisseurs n'étaient pas paralysés et les extenseurs secondairement rétractés. L'auteur ne dit pas comment il a fait son diagnostic. Il est certain qu'on aurait pu, au début, avoir quelque crainte. Dans les cas douteux, il nous semble qu'on devrait avoir recours à l'examen électrique.

Mais dans presque toutes nos observations, les muscles fléchisseurs sont plus ou moins affaiblis, parésiés. Faut-il conclure à des luxations paralytiques ? Nullement. La parésie, l'inertie n'est là qu'un fait secondaire et sans importance.

CHAPITRE III

PRONOSTIC DE LA LUXATION CONGÉNITALE DU TIBIA EN AVANT AVEC RENVERSEMENT DE LA JAMBE SUR LA CUISSE CHEZ LES ENFANTS D'AILLEURS BIEN CONFORMÉS.

Le renversement de la jambe en avant est une affection bénigne, quand elle ne s'accompagne d'aucune autre difformité. La réduction n'offre aucune difficulté, et le maintien de la réduction s'obtient aisément à l'aide d'appareils très simples ou même seulement de l'emmaillottement serré. Le membre reprend sa forme, sa longueur et sa souplesse normales. « Le 23ᵉ jour, la guérison était assurée, dit Chatelain, et il ne resta aucune trace de la maladie. La petite fille marche depuis plusieurs mois aussi bien que tout autre enfant de son âge. » — « Dès le 4ᵉ jour, la jambe restait d'elle-même dans sa position naturelle, et, après avoir été maintenue encore 8 jours dans la flexion la plus parfaite possible, elle put être abandonnée sans appareil. L'enfant se servit plus tard de ce membre comme de l'autre, lorsqu'il commença à marcher (Kleeberg). » — La jambe fut fixée dans sa position normale au moyen de bandages, pendant un court espace de temps, et la jambe ne montra plus, dans la suite, la moindre tendance à retourner à sa situation vicieuse. L'enfant vint bien et quand il commença à se servir de ses jambes, on ne pouvait apercevoir aucune différence entre elles (Bard). » — « Quinze jours après, le membre est abandonné à lui-même et la guérison se maintient. Quatre ans après, ni la forme de la jambe, ni la marche de l'enfant ne permettaient de supposer qu'il ait jamais été atteint d'une affection de cette nature (Motte). » — « Au seizième jour de la naissance, la guérison pouvait être considérée comme acquise... Revue au bout d'un an, l'enfant ne paraissait plus se ressentir en rien de sa difformité originelle (Guéniot). » — « A trois mois d'âge, j'ai revu une dernière fois l'enfant qui était en pleine prospérité. La luxation me parut si parfaitement guérie qu'il eût été impossible de reconnaître, à la seule inspection des membres, lequel avait été affecté de cette lésion (Guéniot, III.). » — « Je rencontre souvent l'enfant, rien ne ferait soupçonner ce qui a eu lieu (Bertin). »

Dans un seul cas, la lésion n'était pas guérie au bout de six semaines (obs. III).

« En présence de ce fait, quel pronostic convenait-il de porter, se demande M Guéniot? Me basant sur les exemples antérieurs et tout spécialement sur les deux cas qui me sont personnels, il me parut que la lésion devait être considérée comme bénigne et que le retour de la forme comme celui des fonctions ne se ferait pas vraisemblablement attendre au-delà de quelques semaines ou au plus de quelques mois. »

Nous nous ralliions volontiers à cette opinion, néanmoins une circonstance nous inquiète et nous oblige à quelque réserve : c'est la rétraction du triceps crural qui forme sous les téguments une corde tendue dès que l'on cherche à fléchir un peu la jambe, et qui oppose à la réduction une forte résistance. N'y a-t-il pas à craindre ici une lésion profonde du muscle consécutive à une altération des centres nerveux, selon la théorie émise d'abord par Delpech et généralisée par M. Guérin? Il est prudent de ne pas se prononcer, surtout si on se rappelle que la réduction avait pu être facilement obtenue les premiers jours et la jambe portée dans la flexion. Peut-être aussi ne faut-il voir dans cette rétraction des extenseurs que l'effet de l'irritation causée par les manœuvres de réduction.

CHAPITRE IV.

TRAITEMENT DE LA LUXATION CONGÉNITALE, DU TIBIA EN AVANT AVEC RENVERSEMENT DE LA JAMBE SUR LA CUISSE CHEZ LES ENFANTS D'AILLEURS BIEN CONFORMÉS.

La fragilité des tissus chez le nouveau-né, son extrême irritabilité commandent les plus grandes précautions dans les manœuvres que nécessite le traitement, mais heureusement la réduction s'obtient sans peine et les moyens de contention sont aussi simples que leur application est facile dans cette région.

Deux indications principales sont à remplir; la première est de réduire la luxation, autrement dit, de rétablir les rapports normaux des surfaces articulaires; le seconde a pour objet de maintenir le rétablissement des rapports dans toute leur étendue physiologique, autrement dit, d'assurer à la jointure sa forme et ses fonctions.

Première indication : Réduction. — On saisit d'une main la partie supérieure de la jambe pendant que de l'autre on immobilise la cuisse, puis on imprime un mouvement d'abaissement ou de flexion au segment luxé, en ayant soin, par une légère traction, d'écarter en même temps les surfaces articulaires. Si le renversement est oblique, il faut d'abord faire subir à la jambe un mouvement de détorsion qui ramène le talon directement en avant. La jambe et la cuisse étant devenues parallèles, il est quelquefois impossible de dépasser la ligne droite : on éprouve une résistance qu'il ne serait pas prudent de forcer brusquement.

Dans ce cas, les manœuvres nécessaires pour obtenir la flexion doivent être graduées et répétées tous les jours, à moins de contre-indication, jusqu'au rétablissement complet de ce mouvement. On ne rencontre pas toujours cette résistance, témoin le fait de Bard dans lequel « la flexion de la jambe sur la cuisse s'accomplissait avec la facilité habituelle. »

Seconde indication : Contention. — Les moyens de contention employés pour maintenir la réduction consistent tantôt en bandes circulaires, tantôt en attelles, tantôt en un coussinet, tantôt enfin en un maillot particulièrement disposé. Ainsi Châtelain appliqua un bandage composé de trois attelles de fer-blanc, larges d'un demi-pouce, longues de trois pouces et demi, légèrement concaves, recouvertes de basane et fixées à deux petites courroies placées à un demi-pouce de chaque extrémité, de telle manière qu'une des attelles assujettissait la face postérieure du genou et les deux autres ses faces latérales. Kleeberg se contenta d'une attelle de carton, fixée en dehors du membre avec une bande roulée. Motte fit placer un coussinet triangulaire assez épais dans le creux poplité où le maintenait une bande recouverte de taffetas gommé.

M. Guéniot n'eut recours chaque fois qu'à l'emmaillotement serré, les deux membres inférieurs étant très étroitement accolés l'un à l'autre, de telle sorte que le membre sain servait en partie de tuteur à son congénère. On devra toujours, autant que possible, avoir recours à ce moyen de contention, de tous le plus simple sinon le plus avantageux. Les bandes, les appareils se salissent vite, quelque précaution que l'on prenne, et à moins d'indications spéciales, telles que difficulté de contention, tendance marquée aux récidives, nécessité de maintenir fléchie la jambe sous la cuisse, leur emploi nous semble devoir être rejeté. Que si l'emploi d'un appareil paraissait indispensable, M. Guéniot propose d'en demander la substance à la gutta-percha qui est imperméable et se moule aisément sur les parties.

Le succès du traitement n'est assuré que les deux conditions suivantes remplies : 1° disparition de la tendance à la récidive ; 2° facilité du mouvement de flexion. « Pour obtenir par l'usage des appareils des résultats complets et durables, dit Robert, il ne suffit pas d'en continuer l'application jusqu'à ce que les os aient été ramenés à la situation moyenne entre les mouvements opposés dont ils jouissent à l'état normal, mais il faut encore passer de cette situation dans un sens contraire à celui suivant lequel le déplacement s'est effectué. Audry, le premier, a formulé ce précepte important. »

Nous avons vu qu'on ne peut atteindre ce but dans le plus grand nombre des cas, de prime abord, par les moyens de douceur. Il est prudent alors de ne pas employer la violence. Il faut tous les jours, à moins d'accidents, exercer sur la jointure de légères tractions et porter un peu plus loin la flexion en arrière, c'est-à-dire dans le sens naturel. Il est bon quelquefois de maintenir la jambe fléchie ou demi fléchie sur la cuisse, à l'aide d'un lien circulaire s'enroulant en même temps sur ces deux segments ainsi rapprochés.

Accidents. — A la suite des manœuvres de réduction on peut voit survenir de la douleur, puis de la tuméfaction au pourtour de l'articulation. Ces accidents s'accompagnent de difficulté dans les mouvements spontanés qui sont presque nuls. Mais ils sont heureusement de peu de durée.

Ils suffisent toutefois, étant donnée l'extrême susceptibi-
lité de certains malades, pour justifier le conseil de n'exercer que des manipulations modérées et graduées. Si la
douleur avait un caractère d'acuité assez marqué, on pres-
crirait des cataplasmes en permanence sur la région tumé-
fiée, selon le précepte de M. Guéniot.

CHAPITRE V.

OBSERVATIONS DE LUXATIONS CONGÉNITALES DU TIBIA EN
AVANT AVEC RENVERSEMENT DE LA JAMBE SUR LA CUISSE,
CHEZ DES ENFANTS D'AILLEURS BIEN CONFORMÉS.

OBSERVATION I.

(Communiquée par M. Guéniot à la Société de chirurgie,
le 7 juillet 1880).

Le 14 juin 1876, j'assistais dans son deuxième accouchement
Mme G... âgée d'environ 27 ans, femme d'un sous-intendant mili-
taire et cliente du professeur Laboulbène. Le travail après s'être
annoncé dès le début de la journée, par quelques légères douleurs.
ne s'était réellement accentué qu'à partir de 10 heures du matin,
A onze heures trois quarts, la dilatation étant complète, je rompis
les membranes, et un quart d'heure plus tard, à midi, l'enfant était
expulsé sans difficulté en première position du crâne.

J'avais été frappé pendant cette expulsion, d'un fait insolite : à
peine la tête était-elle dégagée, qu'un pied, le pied droit se mon-
trait en même temps que le cou à la valve. Le tronc, toutefois, fut
lui-même promptement chassé des parties maternelles, pendant que
le pied procident restait comme accroché à l'épaule. L'enfant,
petite fille bien vive, d'environ six livres, m'offrit alors les particularités suivantes :

Le membre inférieur droit était le siège d'une déformation considérable, caractérisée par la flexion de la jambe sur la cuisse dans un sens opposé à la flexion naturelle, c'est-à-dire dans le sens de l'extension. La face antérieure de la jambe correspondait à la face antérieure de la cuisse, et la rotule représentait le sommet de l'angle rentrant formé par les deux segments du membre. Le creux du jarret n'existait plus et se trouvait remplacé par une saillie osseuse. Les mouvements exécutés par l'enfant accentuaient encore cette disposition vicieuse, en augmentant la flexion normale et le déplacement des surfaces articulaires.

Si pour rendre visible le sommet de l'angle on écartait la jambe de la face antérieure de la cuisse, on apercevait dans la région rotulienne plusieurs plis transversaux et profonds, qui indiquaient que la disjonction des os n'était pas récente. Du reste, il n'existait dans le membre malade aucune trace de paralysie, ni d'atrophie. A part a lluxation, l'enfant était bien conformée.

Comme renseignements étiologiques je noterai que vers le milieu du cinquième mois de sa grossesse, Mme G... avait été atteinte d'une variole grave, qui l'avait retenue malade ou convalescente pendant sept semaines. De plus les mouvements de l'enfant avaient été très violents et souvent douloureux vers la fin de la grossesse.

Après un examen sommaire de la difformité dont je viens de parler, préoccupé de ses conséquences possibles et de l'impression douloureuse que pouvait en ressentir l'accouchée, je me hâtai de faire une tentative de réduction. Quelle ne fut pas ma surprise en voyant que par un léger effort, je parvenais à restituer la jambe dans ses rapports normaux! Les contractions musculaires tendaient bien à reproduire la lésion, mais on pouvait aisément s'opposer à cette reproduction.

La réduction opérée, je recommandai de serrer le maillot en accolant les deux membres inférieurs très étroitement l'un à l'autre, et à l'aide de cette simple précaution, qui fut prise avec rigueur pendant les premiers jours la tendance aux récidives disparut promptement.

Dès le troisième jour, elle se trouvait déjà très atténuée, et l'enfant pouvait exécuter quelques petits mouvements dans le sens de la flexion normale. La douleur et le gonflement léger, qui s'étaient manifestés à la suite de la réduction, étaient ausssi en grande voie de diminution.

— 29 —

Le 30 juin c'est-à-dire au seizième jour de la naissance, la guérison pouvait être considérée comme acquise. Loin d'être atrophié,
le membre semblait plutôt d'un volume un peu supérieur à celui
de son congénère, et les divers mouvements de la jambe paraissaient
presque aussi libres et aussi étendus que ceux du côté opposé.
Enfin, revue au bout d'un an, l'enfant ne paraissait plus se ressentir
en rien de sa difformité originelle.

OBSERVATION II.

(Communiquée par M. Guéniot à la Société de chirurgie,
séance du 7 juillet 1880).

Le 9 janvier 1880 Mme X... 27 ans, primipare, demeurant rue
des Beaux-Arts, fut prise trois semaines avant terme, des douleurs
de l'accouchement. Depuis quinze jours, elle souffrait d'une grippe
assez violente, qui probablement fut la cause déterminante de ce
travail prématuré.

A 10 heures du matin, les membranes s'étant rompues, il s'écoula
tout à coup plus d'un verre de liquide. A onze heures et demie,
j'arrivai près de la patiente; la dilatation était complète et le crâne
en position régulière, atteignait déjà le périnée. Malgré ces bonnes
apparences, deux heures plus tard les choses restaient pour ainsi
dire au même point, et je me voyais forcé d'en finir par une application de forceps. L'opération fut, d'ailleurs des plus faciles.

L'enfant était une fille très délicate, du poids de cinq livres à
peine, et dont les deux jambes se trouvaient comme ligaturées avec
le cordon ombilical. Celui-ci, en effet, formait un nœud assez serré
autour de la jambe droite et passait en simple anneau autour de la
jambe gauche. Déjà très court naturellement, (après la délivrance,
je pus m'assurer que sa longueur totale n'excédait pas 35 centimètres), les flexuosités qu'il présentait au contact des jambes augmen-
taient encore sa brièveté. Aussi est-il probable que l'insuffisance
des contractions, pendant la période finale de l'accouchement, ne
reconnaissait pas d'autre cause que cette brièveté excessive.

Quoi qu'il soit, la jambe droite, ainsi serrée par le cordon, se
trouvait retenue dans une position tout à fait anormale, position

qui persista comme on va le voir, après le complet dégagement du membre.

Cette jambe, en effet, se présentait dans un état prononcé de flexion sur la face antérieure de la cuisse. Elle avait, en outre, subi une légère torsion qui portait le pied en dedans avec rotation de la pointe au dehors. Le creux du jarret se trouvait remplacé par une saillie et les téguments de la région étaient le siège d'une forte tension. Au niveau de la rotule, dans l'angle rentrant formé par la jonction de la jambe et de la cuisse, se remarquaient trois plis de flexion assez profonds et séparés l'un de l'autre par un intervalle d'un centimètre. Il n'existait ni atrophie, ni paralysie; la douleur semblait également nulle, car l'enfant exécutait des mouvements assez étendus, qui donnaient au membre une attitude étrange et accentuaient encore la flexion anormale.

Ne voulant pas prolonger davantage cet examen qui était fait en présence du père de l'enfant, je tentai aussitôt de rectifier la difformité. Saisissant avec une main la partie supérieure de la jambe, pendant qu'avec l'autre j'immobilisais la cuisse, j'exerçai une légère traction, puis un mouvement d'abaissement et de détorsion sur le segment luxé; mais tout ce que je pus obtenir ainsi fut de ramener la jambe dans l'axe de la cuisse.

Quand je voulus dépasser la ligne droite, je sentis une résistance que je n'osai vaincre, ayant conscience que pour fléchir la jambe, il me faudrait user d'une pression dangereuse. Conséquemment, je m'en tins là, me réservant de tenter plus tard, s'il était nécessaire, une nouvelle manœuvre. Comme dans le premier cas que j'ai relaté, il fut recommandé à la garde de serrer le maillot avec une attention spéciale, de façon à maintenir la demi-réduction obtenue.

Le lendemain, je trouvai le genou tuméfié et douloureux; la jambe était demi fléchie et ses mouvements spontanés presque nuls; j'appris en même temps que la garde, dépassant mes instructions, avaient exercé sur elle des pressions répétées, en vue de la fléchir. Je prescrivis des cataplasmes en permanence sur la région malade et recommandai expressément de ne pas renouveler les manipulations de la veille.

Le 11, la flexion est un peu plus prononcée, le gonflement du genou a diminué et la jambe exécuté quelques mouvements spontanés. L'enfant malgré sa petitesse téte assez bien et fait preuve d'une vitalité suffisante.

Le 14, les mouvements de flexion et d'extension de la jambe sont devenus très étendus ; la tuméfaction articulaire a presque disparu et la douleur n'y paraît plus évidente.

Le 17 janvier (8e jour de la naissance) la guérison est à peu près complète : l'articulation a repris son caractère physiologique ; la tuméfaction et les plis de fonction anormale ont disparu ; les mouvements spontanés ont recouvré toute leur ampleur. Il ne reste plus qu'un peu de renversement de la jambe sur sa face externe en même temps qu'une certaine persistance de la déviation de la pointe du pied en dehors. L'enfant, du reste commence à prospérer manifestement.

Enfin, le 26 janvier (17e jour) le membre a complètement recouvré et ses fonctions et son aspect normal ; on n'y constate ni atrophie, ni paralysie ; les mouvements y sont libres, étendus et non douloureux.

Le 8 Avril. A trois mois d'âge, j'ai revu une dernière fois l'enfant, qui était en pleine prospérité. La luxation me parut si parfaitement guérie qu'il eût été impossible de reconnaître, à la seule inspection des membres, lequel avait été affecté de cette lésion.

Observation III.

(Obs. du Dr E. Perrier, objet d'un rapport de M. Guéniot à la Société de chirurgie et complétée par lui (séance du 7 décembre 1880).

Le 21 août 1880, dit notre confrère, j'étais appelé auprès de Mme C..., qui habite le palais de l'Elysée où son mari est employé, pour examiner l'enfant dont elle venait d'accoucher, et qui était né avec la jambe gauche fléchie en avant, au point de s'appliquer exactement sur la face antérieure de la cuisse. D'après la sage-femme qui l'avait assistée, tout s'était passé naturellement et nous savons que la grossesse n'avait rien présenté d'anormal,

Quand je vis l'enfant, un profond sillon transversal existait en avant au niveau de la rotule, et quand on ramenait la jambe de son attitude vicieuse à la rectitude, on sentait en arrière dans le creux poplité, la saillie du fémur. J'obtins, sans peine, le redressement du membre; mais je ne parvins à fléchir la jambe en arrière dans le sens normal, qu'après avoir exercé sur elle des tractions, pendant qu'une contre-extension était faite sur la cuisse.

Profitant pour cela d'un moment de sommeil de l'enfant, je mis les surfaces articulaires dans leur rapport normal et plaçai la jambe dans la flexion, après quoi j'appliquai un petit appareil contentif.

Le lendemain la luxation s'était maintenue réduite, mais il était extrêmement facile de la reproduire comme a pu le faire plusieurs fois M. le Dr Théophile Anger, qui a bien voulu, ce jour-là, voir la petite malade avec moi. En raison de cette facilité de reproduction que présentait le déplacement articulaire, nous avons cru devoir immobiliser le membre dans un appareil, et nous espérons que la guérison ne se fera pas longtemps attendre.

Ici se termine la note de M. E. Périer. Je dois dire que ses espérances ne se réalisèrent pas, car le 4 octobre suivant, l'enfant me fut adressé par notre honorable confrère M. Leroy, médecin ordinaire de la famille, et je pus alors constater les particularités suivantes :

La petite fille, âgée de six semaines, offrait encore, d'une manière bien caractérisée, la difformité que j'ai précédemment décrite devant vous (séance du 7 juillet 1880). La jambe gauche, en effet, dans une légère rotation en dehors, se maintenait en état d'extension exagérée, de telle sorte qu'elle formait, avec la face antérieure de la cuisse, une ligne concave dont le sommet correspondait au genou. Les contractions musculaires avaient pour effet d'accentuer passagèrement la difformité. Au niveau du genou se remarquaient deux plis de flexions très étendus et très profonds que l'on ne pouvait effacer par aucun moyen. L'un de ces plis, en particulier le supérieur, occupait toute l'étendue transversale de la cuisse, à 2 centimètres au-dessus de la rotule. Celle-ci conservait, d'ailleurs, toute sa mobilité. En arrière, le creux poplité se trouvait effacé, et dans sa moitié supérieure, on rencontrait une grosse saillie osseuse, formée par les condyles fémoraux, par l'interne surtout qui était le plus proéminent.

Le triceps crural était manifestement rétracté et opposait à la réduction des surfaces articulaires une forte résistance.

Il formait, sous le tégument, une corde tendue, dès que l'on cherchait à fléchir un peu la jambe. Cette flexion même ne pouvait être obtenue par un moyen de douceur ; il eût fallu, pour réussir, employer la force, je jugeai prudent de ne pas y recourir. Le membre offrait un volume normal, et l'on ne constatait ni atrophie, ni paralysie musculaire.

En présence de ce fait, quel pronostic convenait-il de porter ? Me basant sur les exemples antérieurs que j'ai consignés dans mon travail, et tout spécialement sur les deux qui me sont personnels, il me parut que la lésion devait être considérée comme bénigne, et que le retour de la forme, comme celui des fonctions, ne se ferait pas vraisemblablement attendre au delà de quelques semaines ou au plus de quelques mois.

Pour obtenir ce résultat, je crus préférable de renoncer à l'emploi d'un appareil, à cause des inconvénients qui en sont inséparables chez un aussi jeune sujet. Je me bornai conséquemment à conseiller : 1° d'emprisonner le membre doucement étendu, dans un maillot serré, le membre sain devant servir en partie de tuteur à son congénère ; 2° l'enfant étant préalablement mis à nu, d'opérer, deux ou trois fois par jour, sur la jambe, des tractions légères, combinées avec de petits mouvements de flexion.

OBSERVATION IV.

(Publiée par le Dr Bertin. Union médicale, 14 octobre 1880.)

Le 30 août 1878, appelé au village de Mantoche pour terminer un accouchement, je trouvai une primipare de 20 ans, petite, brune, à terme, qui offrait une présentation des fesses. Je fis l'extraction par les pieds, sans trop de difficulté, et sans rien remarquer d'anormal dans la position des membres inférieurs.

L'enfant, du sexe masculin, pesant 3 kilogrammes, par conséquent un peu gros pour la taille de la mère, vint asphyxié, et il fallut s'en occuper.

C'est alors que la sage-femme et moi nous remarquâmes l'étrange aspect de la jambe gauche, vraie jambe de polichinelle pour les mouvements ; mais, si on l'abandonnait à elle-même, elle se repliait au genou de façon que sa face antérieure arrivait au contact dela face antérieure de la cuisse. Il arriva même, dans les mouvements pour le rappeler à la vie, que la jambe passa sur l'épaule, le mollet appuyé sur le dos, et parut avoir touché sa position sinon normale, au moins habituelle. Cependant, je le répète, la recherche des pieds ne m'avait rien fait soupçonner.

Il était facile de constater que la jambe avait sa forme et son volume. Elle avait dû être saisie par la contraction utérine à une certaine époque de la grossesse, et les ligaments du genou avaient été allongés petit à petit. La mère n'avait fait aucune chute, et rien ne pouvait faire prévoir cet évènement.

Je verrai toujours la stupéfaction de la sage-femme, qui n'était pas éloignée, du reste, de m'accuser d'avoir luxé le genou de son nouveau-né.

Je conseillai le massage et surtout l'emmaillottement, quinze jours après toute trace de déformation avait disparu.

Je rencontre souvent l'enfant : rien ne ferait soupçonner ce qui a eu lieu.

OBSERVATION V.

Luxation congénitale complète du tibia en avant avec renversement complet de la jambe contre la face antérieure de la cuisse, et produite par une cause extraordinaire.

Par le Dr Motte, à Dinant.

Le 13 juillet 1872, la femme Robat, âgée de 30 ans, bien constituée et jouissant d'une bonne santé habituelle, mettait au monde son quatrième enfant. Les trois premiers accouchements s'étaient opérés régulièrement et celui-ci fut tellement rapide que c'est à peine si on eut le temps d'appeler une sage-femme du voisinage. L'enfant qui était une fille fortement membrée présentait une particularité remarquable qui attira immédiatement l'attention de l'accoucheuse. Les diverses parties du membre pelvien droit se trouvaient, les unes vis-à-vis des autres, dans leurs rapports normaux ; du côté gauche, au contraire, la jambe affectait avec la cuisse des conditions topographiques que les fonctions du membre ne pouvaient justifier. La cuisse comme celle du côté opposé était à demi-fléchie sur le tronc ; en outre, au niveau du genou la jambe se fléchissait, non pas en arrière, mais se renversait en avant, de telle

façon que le talon, en rotation en dehors, touchait l'épaule correspondante ; c'est ce que je constatai à l'évidence par l'examen qu'il
me fut permis de faire une heure après la naissance.

Les deux membres paraissent d'ailleurs également bien nourris
et les autres organes apparents ne me présentent rien que de très
régulier. La saillie formée par la réunion de la jambe et de la cuisse
offre une résistance osseuse et a une forme un peu allongée d'avant
en arrière et de dedans en dehors. J'écarte le pied de l'épaule et je
parviens encore à exagérer de 2 centimètres environ la flexion ou
plutôt l'extension anormale déjà si prononcée.

La rotation du talon se rectifie facilement ; cette rectification
faite, je ramène la jambe en bas et en avant de manière que son
axe devienne autant que possible parallèle à celui de la cuisse. C'est
en mettant à nu par cette manœuvre l'angle rentrant, caché jusqu'à ce moment, que je découvre à ce niveau deux plis transversaux chargés de matière sébacée abondante, circonstance qui prouverait déjà que la lésion ne s'est pas produite par le fait du travail
précipité de l'accouchement, mais qu'elle remontait à une époque
antérieure. Dans cette nouvelle situation le membre gauche est aussi
long que le droit ; j'essaie de donner à la jambe sa flexion normale,
mais je n'y parviens pas.

Particularités anatomiquement constatées au niveau du genou.
Augmentation du diamètre antéro-postérieur ; en avant et correspondant à l'extrémité inférieure du fémur, saillie sur laquelle passe
un cordon large, tendu, faisant suite aux muscles extenseurs de la
cuisse, tiraillés en cet endroit. Au-dessous de la saillie signalée,
dépression où s'enfonce le tendon des extenseurs ; à une première
investigation, je ne découvre pas la rotule ; ce n'est qu'à la fin de
mon examen que je la reconnais profondément située de l'enfoncement accidentellement formé.

Dans le creux poplité, nouvelle saillie, plus superficielle, irrégulière, d'apparence cubique, mobile sous mes doigts ; il me semblait
d'abord que ce noyau osseux était libre, isolé des parties voisines ;
mais en y regardant de plus près, je remarque bientôt que les mouvements très faciles du reste que je lui imprime se communiquent
à l'ensemble de la jambe elle-même ; j'avais donc affaire en réalité à
l'extrémité supérieure du tibia, et la grande mobilité de cet os
m'avait fait croire un instant au décollement de son épiphyse.

<table>
<tr><td>Hibon.</td><td>3</td></tr>
</table>

Je saisis la jambe de la main gauche, la cuisse de la main droite ; j'écarte les surfaces articulaires l'une de l'autre, puis j'imprime un mouvement de flexion normale qui rétablit, sans obstacle, les rapports de l'articulation. Abandonné à lui-même, le membre conserve la position que je viens de lui donner, et les mouvements spontanés déterminés par la contraction musculaire ne troublent en rien les rapports normaux des surfaces ; mais par contre je parvins à plusieurs reprises à reproduire la luxation, sous la moindre impulsion tendant à ramener la jambe du côté de la face antérieure de la cuisse.

Traitement. — Coussinet triangulaire assez épais dans le creux poplité, maintenu par une bande de taffetas gommé ; de cette façon la jambe restera forcément fléchie, malgré les pièces du maillot. On ne renouvellera l'appareil que quand il sera souillé et on veillera a ce que la jambe ne soit jamais dans l'extension.

Le lendemain, il existe un peu de gonflement au niveau du genou ; mais le surlendemain la région a repris son volume normal.

Quinze jours après, le membre est abandonné à lui-même et la guérison se maintient.

Aujourd'hui 1875, ni la forme de la jambe ni la marche de l'enfant ne permettraient de supposer qu'il ait jamais été atteint d'une affection de cette nature.

Le résultat du traitement a donc été aussi complet qu'on pouvait le désirer.

A quelle cause faut-il rapporter une lésion aussi extraordinaire ? Nous ne parlerons ici ni des vices de développement ni d'affection articulaire qui auraient précédé la naissance ; l'examen des parties et la guérison rapide ne laissera aucun doute sur la parfaite intégrité des extrémités osseuses. Pour nous aussi la rétraction musculaire à laquelle M. J. Guérin attribue tant d'importance dans la production des luxations congénitales doit être écartée en tant du moins qu'agent unique ou essentiel. Voici, en effet, ce qui a eu lieu et ce qui nous donne la clef de ce désordre anatomique réellement remarquable. La mère de l'enfant, pendant toute sa grossesse, avait pour habitude et cela plusieurs fois par jour de soulever et de porter sur la région gauche du ventre une de ces énormes marmites dans lesquelles les femmes de la campagne font cuire la nourriture destinée au bétail. L'enfant à sa sortie avait présenté le sommet ; le siège se trouvait donc dans les régions supérieures de l'abdomen et l'un des membres pelviens en rapport avec la paroi antéro-latérale de l'utérus. Les pressions répétées de l'ustensile, aidées des contractions des muscles abdominaux auront abaissé successivement la jambe et l'auront étendue sur la cuisse ; puis l'action se continuant et s'exerçant spécialement sur le genou, d'avant en arrière et de gauche à droite, aura forcé le membre à se rapprocher du tronc et à subir précisément le mouvement de torsion de l'extrémité supérieure du tibia s'étendant jusqu'au talon, torsion qui s'expliquerait si bien par la pression plus considérable produite sur la tubérosité externe du tibia.

Quant à l'époque de la grossesse où s'est opéré ce singulier déplacement, il serait difficile de rien préciser à cet égard ; ce qui est présumable c'est que l'action a été lente et progressive, mais que le dernier terme du déplacement remonterait pourtant à une période assez éloignée de l'accouchement, à en juger par l'existence des plis transversaux dont nous avons parlé et la quantité de matière sébacée qui les comblait.

Quoi qu'il en soit et à n'avoir égard qu'à la lésion en elle-même, on peut les considérer comme un fait extraordinaire sinon unique ; il est impossible, en effet, d'imaginer un changement de rapport plus complet. Nous disons qu'une luxation de ce genre est sans doute unique dans la science, car M. J. Guérin qui a dressé le tableau des luxations congénitales, prétend que les luxations congénitales du genou sont toujours incomplètes.

Nous avons déjà dit que ce chirurgien attribuait à la rétraction musculaire la production des luxations congénitales. Cette proposition est incontestablement trop absolu ; Vidal (de Cassis) nous apprend qu'il « a disséqué des fœtus ayant des luxations et que rien dans les muscles en rapport avec les articulatisns dérangées n'indiquait la moindre rétraction ; ils avaient tous l'aspect, la forme, la consistance et les autres caractères des muscles en rapport avec l'articulation congénère et non luxée. » « Ceci, ajoute-t-il, ne détruit pas les faits de M. Guérin, mais établit suffisamment que les luxations peuvent être produites dans le sein de la mère autrement que par rétraction musculaire (1).

(1) Vidal (de Cassis): Pathologie externe, t. II, 4e édit., p. 418.

La doctrine de M. Guérin dépouillée de ce qu'elle présente de trop exclusif peut cependant encore trouver son explication dans le fait que nous avons rapporté. En effet, rien n'empêche d'admettre que les pressions exercées sur les muscles extenseurs de la jambe, alors que celle-ci était déjà étendue sur la cuisse, n'aient déterminé dans ces muscles des contractions répétées et exagérées qui se seront ajoutées aux causes de déplacement venues du dehors. Néanmoins, comme on le voit, il ne s'agirait pas encore ici d'une lésion préexistante des centres nerveux, comme le prétend M. Guérin, et le rôle de l'élément musculaire se réduirait en somme à une intervention bien secondaire, intervention qui, il faut l'avouer encore, est loin elle-même d'être démontrée. Nous pourrions faire les mêmes réflexions au sujet de l'opinion de M. Brodhurst qui dit que ces difformités tiendraient parfaitement à une paralysie suivie de la rétraction des muscles antagonistes demeurés indemnes. Comme on le voit, cette opinion à laquelle se rattache Holmes lui-même n'est en réalité que celle de Guérin modifiée (1).

OBSERVATION VI.

Singulière condition de l'articulation du genou chez un
nouveau-né (2).

Le Dr H. Bard de Troy Vermont a communiqué au « Boston Medical and Surgical Journal (26 novembre 1834) » un cas remarquable, chez un enfant nouveau-né, de renversement en avant de la jambe sur la cuisse, la plante du pied tournée directement en avant, les orteils dirigés vers la face de l'enfant et le talon au contraire s'en éloignant.

D'après la remarque des assistants, il n'eut à souffrir d'aucune violence pendant l'accouchement qui avait été naturel et qui s'était accompli, par les seuls efforts de la nature, sans intervention d'au-

(1) Holmes. Thérap. des maladies chirurg. des enfants. Trad. de Larcher. Paris, 1870, p. 333.
(2) American Journal of med. Sciences, 1855, t. XI, 2e part., p. 555.

cune sorte. Le Dr Bard observa qu'en attirant la jambe graduellement et doucement vers lui, elle reprenait immédiatement sa position et sa forme naturelle, mais qu'abandonnée à elle-même, elle commençait aussitôt à se renverser. Le genou était aplati à son sommet et faisait une légère saillie au-dessous ; rien de particulier sur les côtés.

Quand la jambe était arrivée à peu près à angle droit avec la cuisse, son mouvement devenait plus rapide, jusqu'à ce qu'il fut arrêté par les vêtements ou les téguments de la partie inférieure de la cuisse et supérieure de la jambe. On la ramenait aisément en arrière et quand elle faisait à peu près un angle droit avec la cuisse, la force nécessaire pour achever le mouvement était encore moindre et continuait à diminuer jusqu'à ce que le membre devint rectiligne. La flexion de la jambe sur la cuisse s'accomplissait avec la facilité habituelle. Aucun mouvement imprimé au membre ne parut causer de la douleur à l'enfant. Le membre fut fixé dans sa position normale ou moyen de bandages pendant un court espace de temps, et la jambe ne montra plus dans la suite la moindre tendance à retourner à sa situation vicieuse.

L'enfant vint bien et quand il commença à se servir de ses jambes, on ne pouvait apercevoir aucune différence entre elles.

OBSERVATION VII.

(Extrait de la thèse de concours de Alphonse Sanson, p. 56, 1841.)
Luxation congénitale complète du tibia en avant. Renversement de la jambe sur la cuisse.

Une fille née le 16 septembre 1832, d'une troisième couche, présenta à la nourrice et au père une situation contre nature de la jambe gauche. Le dernier pensa à une fracture et m'appela.

La cuisse étant étendue, la jambe était pliée au devant vis-à-vis le genou et portée obliquement en haut, de telle manière que la pointe de l'orteil touchait le côté droit inférieur du ventre. Elle était,

(1) Dieffembachs Zeitschrift, octobre 1837. Le fait est rapporté par Kleeberg, de Kœnisberg.

du reste, mobile, mais elle reprenait sa position aussi aussitôt qu'on l'abandonnait à sa situation naturelle ; l'enfant lui-même n'avait aucun pouvoir sur son mouvement par sa volonté. Il n'y avait rien autre de morbide, et il ne survint les jours suivants aucun des symptômes qui auraient dû suivre une violence extérieure. Il ne se manifesta aucune inflammation, ni dans l'instant ni dans la suite. L'enfant s'était présenté naturellement par la tête ; il était clair que c'était une difformité congénitale.

Par le renversement de la jambe sur la cuisse, le creux poplité était devenu la partie la plus inférieure de la jambe, et à travers sa peau tendue on remarquait en avant et en haut une éminence arrondie, l'extrémité supérieure du tibia, derrière elle un enfoncement transversal, et derrière celui-ci deux saillies, les condyles du fémur. Les téguments étaient tendus au mollet et à la face postérieure de la cuisse ; ils formaient au contraire deux grands plis à la partie interne antérieure et inférieure de la cuisse : ces plis paraissaient adhérer solidement à l'os. Dans le troisième pli inférieur se trouvait la rotule mobile ; les deux autres plis supérieurs étaient produits par le grand relâchement des téguments de la cuisse, par suite de la flexion de la jambe en avant. Dans le renversement de la jambe, le membre gauche restait de trois quarts de pouce plus court que le droit. En rétablissant graduellement avec la main la direction naturelle du membre, tout paraissait rentrer dans l'ordre ; les plis disparaissaient et les extrémités articulaires devenaient insensibles, l'égalité de longueur seule n'était pas rétablie. Il fallait, pour la faire disparaître, une plus forte extension de la jambe qui la pliait un peu en arrière. L'enfant pouvait alors remuer sa jambe ; mais quand la cuisse était tirée vers le ventre la première position reparaissait. Cela démontrait que la contraction des extenseurs, surmontée par la force employée, redevenait prédominante dans certains mouvements et surtout dans la flexion de la cuisse.

Ces circonstances fondèrent le diagnostic d'une luxation congénitale complète de la jambe qui avait été ensuite entièrement portée en avant par ses extenseurs.

Le Dr Werner, directeur d'un Institut orthopédique, a vu le fait avec l'auteur.

La mère raconta que, deux mois avant d'accoucher, elle s'était donné un coup violent au bas-ventre contre le lit de son fils mourant. Ce coup fut suivi de fortes douleurs et de grands mouvements de l'enfant pendant plusieurs jours.

Le retour immédiat de la luxation mettait en doute si les surfaces articulaires avaient conservé leur forme. Tout prouvait, du reste, que l'articulation était bien conformée et que la cause de la position vicieuse résidait dans les muscles.

Pour maitenir la luxation réduite, on commença par fixer une attelle de carton en dehors du membre avec une bande roulée, pour surmonter la contraction des extenseurs. Plus tard, on fléchit la jambe en arrière jusqu'à angle obtus, ce qui ne se fit pas d'abord sans peine et sans des signes de vive douleur de la part de l'enfant, et on la maintint dans cette position à l'aide d'un mouchoir passé au milieu de la cuisse et de la jambe. Dès le quatrième jour, la jambe restait d'elle-même dans sa position naturelle, et, après avoir été contenue encore huit jours dans la flexion la plus parfaite possible, elle put être abandonnée sans appareil.

L'enfant se servit plus tard de ce membre comme de l'autre, lorsqu'il commença à marcher.

OBSERVATION VIII.

Observation d'une luxation congénitale du tibia en arrière.
Par A.-C. Chatelain, docteur à Neuveville (Suisse).

A la suite d'un accouchement naturel, et par la première présentation de la tête, l'enfant qui fait le sujet de cette observation, né à Neuveville, le 6 avril 1820, présentait à la jambe gauche une sorte de vice de conformation auquel la sage-femme et les parents donnèrent d'abord peu d'attention. Le lendemain cependant, voyant que la jambe continuait d'être fléchie sur la partie antérieure de la cuisse, et croyant que le genou était placé en sens inverse, je fus appelé pour la visiter.

A la position de la jambe complètement fléchie sur la partie antérieure de la cuisse, à la petite saillie qui terminait celle-ci, et à l'enfoncement qu'il y avait en-dessous, et dans le creux du jarret,

(1) Bibliothèque médicale, t. LXXV, p. 103, 1822.

à la tumeur formée par l'extrémité supérieure du tibia, je reconnus sans peine l'existence d'une luxation en arrière de cet os.

J'en opérai la réduction au moyen de la plus légère traction, et sans provoquer de douleur à l'enfant; mais abandonné à lui-même, le membre reprit sur le champ sa première position. La luxation fut ainsi reproduite et réduite un certain nombre de fois avec une singulière facilité.

Pour en maintenir la réduction, j'appliquai un bandage composé de trois attelles de fer blanc, larges d'une demi-pouce, longues de trois pouces et demi, légèrement concaves, recouvertes de basane, et fixées à deux petites courroies placées à un demi pouce de chaque extrémité, de telle manière qu'une des attelles assujettissait la face postérieure du genou et les deux autres ses faces latérales. L'urine humectant fréquemment l'appareil, malgré les précautions prises pour l'en garantir, il fallut le renouveler tous les deux ou trois jours. Aux deux premiers pansements, donnant un instant de liberté à la jambe, la luxation se reproduisit par la seule contraction des muscles extenseurs.

Au bout de quinze jours, la guérison paraissait effective, et le bandage fut enlevé; toutefois elle ne fut complète qu'au vingt-troisième jour et cela après avoir maintenu la jambe dans un état permanent de flexion sur la partie postérieure de la cuisse, afin d'ôter aux muscles extenseurs l'action qu'ils avaient acquise aux dépens des muscles fléchisseurs. Ce vice corrigé, la guérison dèslors fut assurée, et il ne resta aucune trace de la maladie. La petite fille marche depuis plusieurs mois aussi bien que tout autre enfant de même âge.

Cette luxation, comme on le voit, n'était accompagnée d'aucune inflammation, d'aucun engorgement. Ce qui doit faire présumer qu'elle avait été produit sans déchirement quelconque, et ce qui prouve qu'elle est bien antérieure à l'accouchement, c'est l'inertie absolue des fléchisseurs de la cuisse, et l'action très prononcée de leurs antagonistes. Mais à quelle cause faut-il attribuer cette luxation? La mère, durant tout le cours de sa grossesse, n'ayant éprouvé d'autre accident qu'une chute violente vers la fin du septième mois, il semble nature de ne pas devoir la rechercher ailleurs, quoiqu'il soit assez difficile d'en expliquer le mécanisme d'une manière péremptoire.

DEUXIÈME PARTIE

CHAPITRE VI.

LUXATION CONGÉNITALE DU TIBIA EN AVANT, AVEC RENVER-
SEMENT DE LA JAMBE SUR LA CUISSE, CHEZ LES MONSTRES ET
LES FŒTUS EXCESSIVEMENT DIFFORMES.

La difformité au point de vue symptomatique ne diffère
en rien de celle décrite plus haut, au chapitre II. Mais au
lieu d'être isolée, elle est accompagnée dans d'autres articulations ou même dans d'autres organes de nombreuses
malformations. Les jointures congénères sont atteintes
simultanément et les lésions sont symétriques, bilatérales.
De plus, la rétraction musculaire est en rapport de siège,
d'intensité et de direction avec les articulations malades,
le degré et la variété de la difformité.

Bilatéralité. — « *Les jambes*, dit Cruveilhier, au lieu
d'être fléchies sur les cuisses sont *dans l'extension ;* les
pieds sont arc-boutés contre la mâchoire inférieure, » mais
le renversement n'existait bien marqué que du côté droit.
Dans le fait de Bouvier on voit « une *extension forcée des
genoux* qu'on peut renverser en avant et dont la flexion
est au contraire très bornée. » M. J. Guérin, décrivant les

lésions anatomiques du genou, chez le fœtus qu'il a représenté dans son atlas, fait observer que la difformité était exactement la même dans les *deux membres*.

Multidlicité. — Anencéphalie, spina-bifida, absence de certaines parties du squelette et des muscles correspondants, courbures de la colonne vertébrale, dépressions latérales du thorax, luxations des fémurs, du coude, etc.; mains et pieds bots ; ouverture du rectum dans la vessie; nombreuses attitudes vicieuses, extension ou flexion forcée, etc., voilà rapidement indiqués les difformités, arrêt du développement, vice de conformation, etc., qu'on rencontre en même temps que le double renversement en avant de la jambe sur la cuisse.

Rétraction musculaire. — Cruveilhier est muet à ce sujet, comme on peut le voir dans son observation, que nous rapportons intégralement. Bouvier, au contraire, insisté sur le raccourcissement ou la contracture des muscles placés dans le sens de chacune des déviations, mais ces rétractions musculaires, ajoute-t-il en terminant, étaient de nature *à céder à un effort lent et ménagé*, et les difformités auraient pu être corrigées par des moyens orthopédiques. Tout autre est le langage de M. Guérin : « A la tête, au dos, au ventre, aux bras, aux avant-bras, aux cuisses, aux jambes et aux pieds, les muscles sont tendus entre leurs points d'insertion, et ils ont entraîné toutes les parties du squelette auxquels ils s'insèrent. Ce sont autant de *cordes résistantes, qui ne cèdent à aucun effort d'extension.* »

Au point de vue des causes, on le verra plus loin, ces faits ne sauraient non plus être assimilés aux précédents. Mais, en passant, nous voulons faire remarquer que l'état des muscles est bien différent dans les observations de Bouvier et de Guérin. Aussi le premier de ces auteurs est-il porté à considérer, avec Cruveilhier du reste, ces déformations comme le produit de pressions exercées en divers sens sur les différentes sections du membre, et non comme le produit d'une affection quelconque de la moelle épinière. Pour M. J. Guérin, au contraire, « la production de toutes les difformités est subordonné à la rétraction musculaire convulsive, rétraction consécutive elle-même, à une affection destructive et convulsive des centres nerveux. »

Il ne saurait être question de diagnostic dans ces circonstances. Quant au pronostic, si le fœtus naissait vivant, il ne serait guère favorable, même dans les cas analogues à celui de Bouvier.

CHAPITRE VII

DES LUXATIONS CONGÉNITALES DU TIBIA EN AVANT AVEC RENVERSEMENT DE LA JAMBE SUR LA CUISSE, CHEZ LES MONSTRES ET LES FŒTUS EXCESSIVÉMENT DIFFORMÉS.

OBSERVATION I.

(Extrait de l'Atlas d'anat. path. de Cruveilhier).

Difformités congénitales nombreuses ; mains et pieds bots ; luxation congénitale du fémur. Rectum ouvert dans la vessie.

L'examen de ce fœtus peu développé, né à terme, avec des mains et des pieds bots, me paraît jeter le plus grand jour sur le mécanisme de la production des vices de conformation. Les *jambes, au lieu d'être fléchies sur les cuisses, sont dans l'extension*; les pieds sont arc-boutés contre la mâchoire inférieure ; les mains renversées sur le bord radial des avant-bras, sont situées dans le court intervalle qui sépare les jambes.

Du côté droit, la main et le pied étaient plus vicieusement conformés qu'à gauche. Le pied droit était complètement renversé sur le tibia, atrophié, et n'avait pas la moitié de la longueur du pied gauche. Le genou droit présentait également une disposition fort remarquable. C'était une *flexion de la jambe sur la face antérieure de la cuisse*, un diastasis congénital tel que que les extrémités correspondantes du fémur et du tibia faisaient une saillie considédérable du côté du creux du jarret, et par conséquent un angle rentrant du côté de la rotule.

Tout le membre inférieur droit était atrophié d'une manière notable ; l'artère iliaque primitive droite avait à peine la moitié du calibre de celui du côté gauche.

La main droite, renversée sur le bord radial de l'avant-bras était réduite à quatre doigts. Il n'y avait pas vestige de pouce.

Le périnée paraît énorme dans son diamètre antéro-postérieur ; point de trace d'anus, point de raphé médian. Au niveau du sommet du coccyx, petite dépression qui résulte de l'adhérence de ce sommet à la peau. Organes génitaux rejetés en avant, très bien conformés, scrotum vide de testicule.

Les surfaces articulaires du genou droit n'offraient rien de particulier. Le diastasis indiqué plus haut tenait uniquement à la laxité, à la longueur des ligaments latéraux de l'articulation. Les os du pied sont évidemment atrophiés. A la jambe, l'atrophie portait plus sur les parties molles que sur les parties dures, et néanmoins on pouvait constater dans les os une légère diminution de volume et un léger raccourcissement.

Le bassin et les articulations coxo-fémorales nous ont offert les particularités remarquables suivantes :

Il n'y avait plus d'excavation du petit bassin. Le détroit inférieur était divisé en deux ouvertures : l'une antérieure plus petite, l'autre postérieure d'un diamètre plus considérable. Les deux épines sciatiques, contenues au moyen d'un cordon fibreux très fort et très court, séparaient ces deux ouvertures l'une de l'autre. Le bassin était dans le même état que s'il avait été soumis à une double force qui eût renversé les crêtes iliaques en dehors, en même temps qu'elle aurait comprimé latéralement les tubérosités de l'ischion, les épines sciatiques et le pubis. Il résultait de là : 1º que les faces postérieures du corps et des branches du pubis, devenues internes, se touchaient; 2° qu'il y aurait eu à peine vestige du détroit inférieur du bassin sans une disposition bien singulière du sacrum, dont nous allons parler tout à l'heure ; 3° que l'excavation du bassin était venue se confondre en quelque sorte avec la marge du bassin, ce qui donnait au bassin de ce fœtus l'aspect de celui de la taupe qui, comme on sait, accouche par-dessus les pubis.

Les articulations coxo-fémorales offrent un exemple de luxation congénitale. Les capsules fibreuses avaient une grande laxité, en sorte que les têtes des fémurs n'étaient pas contenue dans les cavités cotyloïdes, mais venaient s'appliquer contre les fosses iliaques externes. Les capsules fibreuses ouvertes, on voit : 1° un ligament rond grêle et d'une longueur démesurée; 2° les têtes de fémur, déformées aplaties : on eut dit qu'elles avaient été usées; 3° des cavités cotyloïdes qui égalaient à peine en profondeur les cavités glénoïdes de l'omoplate, et permettaient aux fémurs de se poster entièrement au-dessus d'elles.

Pour se rendre compte du mode d'ouverture postérieure indiquée, il faut supposer qu'un bassin ordinaire a éprouvé le mouvement de renversement nécessaire pour amener les épines sciatiques au contact; il n'y aura plus d'ouverture, le sacrum l'obturera. Or ici les quatre dernières pièces du sacrum et la totalité du coccyx, cartilagineux et rudimentaires avaient été complètement renversées en arrière sur la base du sacrum et la dernière vertèbre lombaire, de telle manière que la face antérieure du sacrum était devenue postérieure, que le sommet du coccyx répondait au sommet de l'épine iliaque postérieure et supérieure. Ainsi le détroit inférieur factice succédait immédiatement au détroit supérieur, ou plutôt le détroit inférieur et le détroit supérieur étaient confondus. Les trous sacrés antérieurs n'étaient pas symétriquement placés des deux côtés de la ligne médiane. Les deux muscles fessiers étaient réunis sur la ligne médiane, au niveau de l'ouverture postérieure, par un raphé fibreux.

On voit sur le squelette de la main droite du même enfant, que le pouce manquait ainsi que le trapèze correspondant qui peut-être était confondu avec le trapézoïde et le scaphoïde. Les noyaux cartilagineux de tous les autres os du carpe existaient. Le radius et le cubitus étaient parfaitement sains.

Le rectum s'ouvrait par une ouverture large infundibuliforme dans le bas-fond de la vessie avec le bas-fond de laquelle il était entièrement confondu.

Du reste pour compléter la description de ce fœtus, je dois ajouter qu'il n'y avait pas de rein à gauche; il n'y avait que vestige du rein droit. La capsule surrénale et l'artère capsulaire moyenne étaient plus développées que le rein et l'artère rénale (1).

OBSERVATION II.

Contractures musculaires sur un fœtus de sept mois.
Par Bouvier (Communications verbales).

Le fœtus, du sexe féminin, que j'ai l'honneur de présenter à l'Académie, a été reçu, il y a deux jours, par M. le Dr Maindrault, qui a bien voulu me l'adresser de suite, en me faisant connaître le commémoratif.

La mère, âgée de 38 ans, forte et bien constituée, a déjà eu deux enfants, aujourd'hui robustes et bien portants. Cette troisième grossesse, qui remonte à un peu moins de 7 mois, s'est accompagnée d'une hémorrhagie utérine qui, après s'être reproduite deux ou trois fois, a fini par avancer le terme de la gestation. L'enfant présentait le siège, la face tournée vers le pubis, et la main droite a pu être sentie près de la fesse dès le début de l'accouchement. Les eaux de l'aumios furent très abondantes. Le fœtus était plié en deux, les membres inférieurs relevés contre la partie antérieure du tronc, dans la position où il se trouve encore actuellement. Le membre supérieur gauche, collé contre le côté gauche du thorax, se replie sur sa partie antérieure gauche, qu'il sépare des membres inférieurs. Le membre supérieur droit est étendu et appliqué le long de la partie latérale du tronc.

Les anomalies de conformation réunies sur ce fœtus sont : 1° un double pied bot varus; 2° à droite, une main bote par déviation palmaire; 3° à gauche, une killocheirie cubitale; 4° *une extension forcée des genoux* qu'on fait renverser en avant et dont la flexion est au contraire très bornée; 5° une flexion permanente des cuisses, qui ne peuvent être ramenées sans effort à l'extension complète;

6° une flexion analogue du coude gauche ; 7° une extension forcée du coude droit qui ne se fléchit qu'imparfaitement.

La dissection a fait voir que, sauf la luxation du scaphoïde qui caractérise le pied bot interne, toutes ces anomalies résultent, non de la conformation des articulations, qui sont à l'état normal, mais uniquement du raccourcissement ou de la contracture des muscles placés dans le sens de chacune de ces déviations.

Cet arrêt de développement de certaines parties du système musculaire est-il primitif et lié à un vice quelconque de la moelle épinière, suivant une théorie proposée par M. Delpech, ou doit-on l'attribuer, selon la doctrine des anciens, au rapprochement prolongé de leurs points d'attache, par suite de la position par laquelle le fœtus aurait été maintenu pendant la grossesse ? Quelque difficulté que l'on puisse trouver à choisir entre ces deux hypothèses, je ferai remarquer qu'une affection de la moelle épinière produit généralement des effets plus uniformes, et que la diversité des muscles affectés se prête peut-être mieux à une explication fondée sur les pressions exercées en divers sens sur les différentes sections des membres. Cette opinion acquiert une nouvelle force lorsqu'on rapproche ce fait de celui qui a été publié par M. le professeur Cruveilhier. On y trouve, en effet, comme dans celui-ci, *la flexion exagérée des cuisses avec le renversement des jambes dans le sens de l'extension*, la pression des extrémités des pieds par la mâchoire inférieure, la gêne des mouvements des membres supérieurs par la disposition des membres abdominaux, et l'on y observe en outre des dissemblances qui coïncident avec une attitude un peu différente du fœtus. Cette théorie doit d'autant moins être rejetée d'une manière absolue dans le cas qui nous occupe, que le thorax présente en avant et à gauche une dépression correspondant précisément au point sur lequel réagissait la pression du membre supérieur gauche, de sorte que ces parties semblent, en quelque sorte, moulées l'une sur l'autre.

Quoi qu'il en soit, l'examen anatomique de ce fœtus démontre, sous le point de vue pratique, que toutes les rétractions musculaires dont il était porteur étaient de nature à céder à un effort lent et ménagé, et que conséquemment toutes ces difformités auraient pu être corrigées par des moyens orthopédiques (1).

(1) Bouvier. In Bulletin de l'Acad. de méd., t. II, 1837-1838.

OBSERVATION III (résumée).

(Œuvres du Dr J. Guérin, 1880, 1re livraison, p. 43).
Monstre anencéphale. Destruction totale de l'encéphale
et de la moelle.

Le fœtus qui fait l'objet de cette observation est venu au monde mort-né à six mois environ, sexe masculin. Les nombreux vices de conformation et de difformités qu'il présente sont les suivants :

1° *Anencéphalie* avec absence de toute la voûte crânienne et rupture des méninges.

2° *Spina bifida* complet depuis l'atlas jusqu'au sacrum, avec la disparition de la moelle et de la plus grande partie de ses enveloppes ; atrophie des dernières vertèbres cervicales.

3° *Conservation, raccourcissement et développement exagéré* des nerfs.

4° *Absence des radius et des muscles* qui s'y insèrent ; *extension* des avant-bras sur les bras ; *subluxations* du coude.

5° *Renversement latéral des mains* jusqu'à leur parallélisme avec le bord externe des avant-bras ; absence des pouces.

6° *Atrophie des vertèbres cervicales* et *courbures* multiples de la colonne vertébrale, incurvations et excurvations considérables.

7° *Dépressions latérales du thorax* avec pliure et chevauchemen des demi-côtes non consolidées.

8° *Luxations en haut et en dehors* des deux fémurs avec *flexion* et *adduction* extrême des deux cuisses.

9° *Flexion en avant* de la jambe sur la cuisse avec *luxation en haut* de la rotule.

10° Deux *pieds bots équins varus.*

11° *Rétraction générale* des muscles du tronc et des membres et raccourcissement extrême des muscles correspondant à chaque difformité.

Il est difficile de donner une idée de l'aspect général de ce monstre où toutes les parties ont une configuration, une dimension et une direction anormale. C'est une masse qui n'a pour ainsi dire rien d'humain et qui ne ressemble à aucun animal. Les yeux saillants sur le bord d'un front absent ; la tête rentrée dans les épaules ; le menton descendant jusqu'au sommet de l'apophyse xyphoïde ; quatre membres contournés, terminés par deux mains botes et deux pieds bots repliés le long du tronc ; le tronc raccourci, aussi large que long par suite des courbures de la colonne, donnent à peine une idée de cette monstruosité humaine, dont toutes les parties sont pour ainsi dire solidaires d'un même système complètement difforme.

Tous les muscles du tronc et des membres ont subi un raccourcissement considérable. Ce sont autant de cordes résistantes qui ne cèdent à aucun effort d'extension. Le tissu musculaire est doux et ferme, la partie charnue est parfaitement distincte de la partie fibreuse. Les tendons sont très apparents, ils ont participé au raccourcissement de la partie charnue ; divisées en travers, les fibres musculaires et aponévrotiques ne paraissent le siège d'aucune altération.

Le système osseux n'offre aucune trace de maladie ni d'altération de son tissu. Tous les os sont bien conformés, peut-être un peu plus développés en grosseur qu'en longueur ; les épiphyses ne sont nulle part séparées de la diaphyse.

Toutes les articulations sont le siège de difformités très prononcées.

La jambe, fléchie en avant, forme avec la cuisse un angle de 110 degrés. La rotule monte un peu plus haut que le quart inférieur du fémur. La surface articulaire du tibia correspond a la face antérieure des condyles du fémur, tandis que la face postérieure des mêmes condyles est libre et placée dans le même plan que la face postérieure de la jambe. Il n'y a d'ailleurs ni torsion ni aucun déplacement latéral dans cette articulation.

La difformité était exactement la même dans les deux membres.

La première chose qui frappe, après l'extension démesurée de la jambe, c'est l'extension de la rotule. Cette ascension est la répétition au genou de la subluxation cubito-humérale au coude. Elle est encore facilitée par la subluxation du tibia en avant et l'allongement du ligament rotulien.

Les muscles extenseurs sont très forts, raccourcis et tendus comme des cordes, etc. (Voir toute cette partie au chapitre de l'anatomie pathologique, page 2.)

TROISIÈME PARTIE

CHAPITRE VIII.

ÉTIOLOGIE DES LUXATIONS CONGÉNITALES DU TIBIA EN AVANT.

Nous avons rejeté ce chapitre après l'étude des luxations congénitales du tibia en avant observées chez des fœtus monstrueux ou au moins extrêmement difformes, afin de ne pas scinder cette étude des causes et de l'éclairer, si possible, par la comparaison des deux groupes de faits. Rappelons d'abord les principales théories émises au sujet de la pathogénie des luxations congénitales en général.

1° *Influence de l'hérédité.* — « On sait de tout temps, dit Geoffroy Saint-Hilaire, que les parents, comme ils transmettent à leurs enfants leur constitution physique, leurs traits et jusqu'à leurs qualités morales et intellectuelles, leur transmettent souvent aussi les anomalies d'organisation dont ils peuvent être affectés dans une ou plusieurs parties de leur corps. Et le père ou la mère ne lèguent ce triste héritage qu'aux enfants soit de leur sexe, soit du sexe opposé, ou, au contraire, ils le transmettent également à des enfants des deux sexes, et les maux d'un individu deviennent ainsi ceux d'une race entière. Quelquefois même un individu complètement normal, mais issu de parents mal conformés, voit renaître dans ses enfants les anomalies qui avaient affligé ceux-ci. L'explication de tous ces faits est hors de la portée de la science actuelle, mais leurs preuves ne sont malheureusement que trop multipliées et trop positives. »

2° *Influence primordiale, vice des germes.* — Les parties ont été conçues, disposées par le *nisus formativus* en état de luxation. Dupuytren accepte cette hypothèse.

3° *Arrêt de formation.* — D'après Breschet, il y aurait eu arrêt de formation, arrêt de développement.

4° *Attitudes vicieuses.* — Cette influence est admise par Sandifort, Cruveilhier, Bouvier, etc. Pour eux, la luxation serait la conséquence actuelle d'une position, d'une direction vicieuse, d'un défaut d'étendue.

5° *Influence d'autres malformations.* — Suivant Pravaz, les luxations congénitales seraient le produit d'une action lente communiquée par la disposition vicieuse d'autres parties, entraînant, lors de leurs fonctions, la nécessité d'un déplacement consécutif des articulations placées dans une certaine dépendance avec les parties viciées.

6° *Relâchement des liens articulaires.* -- Pour Sédillot, il y aurait relâchement des tissus ligamenteux et non arrêt de développement.

7° *Arthropathies.* — Différents auteurs ont admis, sans

preuves bien évidentes, les maladies inflammatoires des articulations : arthrites, tumeurs blanches, hydarthroses, etc.

8° *Rachitisme congénital.* — Ces luxations ont été attribuées également à ces maladies du squelette, généralement assimilées au rachitisme.

9° *Raccourcissement des ligaments ou des aponévroses.* — « Les plans et trousseaux fibreux, dit Robert, placés au voisinage et autour des articulations peuvent, soit par leur brièveté primitive, soit par rétraction, brider certaines parties du fœtus et les maintenir dans une attitude permanente, physiologique ou forcée. Dans ces cas et par le seul fait de sa permanence, l'attitude peut devenir une cause de malformation pour les surfaces articulaires. »

10° *Rétraction des muscles, primitive ou secondaire.* — « Nous ne voudrions pas affirmer, dit Delpech, que dans quelques cas une affection *convulsive* des muscles de tout un côté de la jambe ou quelque *vice dans la nutrition* d'un seul, d'où serait résulté son défaut d'allongement suffisant, ne puisse entraîner une déviation que le temps confirme et accroît, mais cette explication ne saurait convenir à un grand nombre de faits, où l'on voit clairement que la part que les muscles ont prise à la difformité est *secondaire* et fort indirecte. » Scarpa est aussi partisan de la plus grande fréquence de l'altération secondaire des muscles.

11° *Rétraction musculaire consécutive à une lésion des centres nerveux.* — J. Guérin dit que sa « théorie de l'origine des luxations congénitales peut être démontrée à l'aide de la formule qui lui a déjà servi à établir l'origine des autres difformités articulaires et comprenant : 1° les faits qui établissent l'existence de la cause éloignée, c'est-à-dire de la lésion du système nerveux ; 2° ceux qui établissent l'existence de la cause prochaine, c'est-à-dire de la rétraction musculaire active ; 3° ceux qui établissent la relation de la cause éloignée avec la cause prochaine, de la lésion nerveuse avec la rétraction musculaire ; 4° enfin ceux qui établissent la relation de la cause prochaine avec la difformité, c'est-à-dire des rétractions avec les luxations. »

12° *Paralysie.* — Une autre cause serait la paralysie. Ne sait-on pas, dit Robert, que les convulsions, si elles amènent souvent la rétraction musculaire, sont quelquefois aussi accompagnées de paralysie?

13° *Pressions opérées sur le corps du fœtus.* — Un utérus trop étroit, la trop petite quantité de liquide amniotique ont été incriminés. « Il y a encore, dit Hippocrate, une manière dont les enfants sont mutilés, c'est lorsque la matrice est trop étroite : les mouvements de l'enfant, qui est fort tendre, se passant dans un lieu où il est trop serré, il faut bien que les membres s'y mutilent. » Bouvier et Cruveilhier croient à cette influence.

14° *Violences extérieures.* — Cette cause, le traumatisme dans le sein de la mère, admise par quelques-uns, est repoussée par la plupart des auteurs.

On le voit, les explications ne manquent pas, les théories abondent, c'est là un témoignage de notre ignorance et de la difficulté d'interpréter le mécanisme de ces lésions originelles. Chacune de ces théories renferme-t-elle quelque

lambeau de la vérité? Nous sommes porté à le croire.
Aussi M. J. Guérin nous paraît bien absolu quand il dit :
« Je rattache les luxations congénitales, comme toutes les
difformités articulaires congénitales, à la même théorie,
à une seule et même cause. »

Avant de rechercher à laquelle ou auxquelles de ces
causes nous devons nous rallier, et pour plus de commo-
dité, il est bon de les diviser en trois classes : la première,
difficile à qualifier, comprend : l'hérédité, l'aberration du
nisus formativus, les vices ou maladies primordiales des
germes, les arrêts de développement ; — la seconde se
compose de toutes les causes mécaniques : attitudes
vicieuses, pressions diverses, violences extérieures ; — la
troisième renferme les causes d'ordre organique ou vital :
arthropathies, maladies des os, relâchement ou raccourcissement des liens articulaires, rétraction musculaire,
contracture, paralysie.

A côté de ces causes, de beaucoup les plus importantes,
il convient d'en établir une quatrième catégorie. Nous
voulons parler de certaines influences révélées par la sta-
tistique, simples coïncidences peut-être, peut-être aussi,
pour quelques-unes, prédisposition ayant sa source, profondément cachée encore, dans quelque loi inconnue
d'évolution.

CAUSES PRÉDISPOSANTES.

1° *Influence du sexe.* — Le sexe *féminin* paraît particulièrement exposé aux luxations congénitales, d'après le
tableau suivant :

NOMS des AUTEURS.	FILLES.	GARÇONS.	NOMBRE de CAS.
BOYER..........	20	12	32
DUPUYTREN......	26	3	26
PRAVAZ.........	14	5	19
BÉRAUD.........	99	1	100
PARISE	2	2	4

Broca admet, en moyenne, 4 filles pour 1 garçon atteint de luxation congénitale de la hanche.

Cette fâcheuse prédisposition n'est pas moins évidente quand il s'agit de la luxation congénitale du tibia en avant. En effet, sur les 8 cas de notre premier groupe, nous trouvons 6 filles et 1 garçon seulement; le sexe n'est pas mentionné dans l'observation de Bard.

Dans notre second groupe, trop restreint pour que les chiffres aient une valeur réelle, on compte 1 fille et 2 garçons. On sait, du reste, que les pieds bots sont surtout l'apanage du sexe masculin.

2° *Influence du côté.* — La lésion est plus fréquente à *gauche* qu'à droite; cinq fois, en effet, le genou gauche est atteint, deux fois seulement le droit. Bard est également muet sur le côté.

3° *Influence de la position du fœtus dans la matrice.* —
Cette plus grande fréquence de la luxation du genou
d'un côté nous a poussé à rechercher si la position était
toujours la même dans ces cas. Malheureusement les
documents nous font défaut à cet égard. Le D' Motte
aurait quelque tendance à admettre une relation entre la
position du fœtus et le siège de la lésion. « L'enfant, à sa
sortie, dit-il, avait présenté le sommet ; le siège se trouvait donc dans les régions supérieures de l'abdomen, et
l'*un des membres pelviens* en rapport avec la paroi antéro-
latérale de l'utérus. Les pressions répétées exercées sur le
ventre, aidées des contractions des muscles abdominaux,
auront abaissé successivement la jambe et l'auront étendue
sur la cuisse, etc. »

*Causes qui tiennent à un vice originel des germes ou à un
arrêt de développement.*

1° *Hérédité.* — Cette influence mystérieuse de l'hérédité
n'est signalée dans aucun des faits que nous rapportons.
Du reste, et en thèse générale, si elle est manifeste dans
certains cas de difformité congénitale, elle est considérée
comme exceptionnelle par beaucoup de chirurgiens, entre
autres par Malgaigne.

2° *Vices des germes, aberration de la force formative.* —
Ce sont là des hypothèses, très plausibles du reste, mais
impossibles à démontrer. On peut, à la rigueur, et comme
simple vue de l'esprit, admettre cette théorie quand il
s'agit de monstruosités autrement inexplicables. Nous ne
saurions, pour ce qui nous concerne et dans l'espèce, lui

attacher la moindre importance. Le renversement de la jambe sur la cuisse est une déformation accidentelle et non une malformation.

3° *Arrêt de développement.* — C'est là une cause fréquente de monstruosité. On en trouve un exemple frappant dans le fait recueilli par Cruveilhier. Mais il est bien évident qu'elle n'intervient pas dans la production de la luxation du genou, au moins pour notre premier groupe. Toutes les parties de l'articulation du membre tout entier sont parfaitement développées.

Causes mécaniques.

1° *Attitudes vicieuses.* — Malgré l'autorité des noms que rappelle cette théorie, nous la rejetons comme insuffisante dans la plupart des cas ; et quoique Malgaigne prétende que nulle autre ne puisse mieux expliquer les luxations multiples rencontrées chez les monstres, nous croyons que les altérations du système nerveux, si fréquentes dans ces conditions, sont la véritable cause du mal. Dans notre cas particulier, réserve faite, au besoin, au sujet des observations de J. Guérin, Cruveilhier et Bouvier, la théorie des attitudes vicieuses nous semble inadmissible.

2° *Pressions diverses.* — Celle-ci n'est, en somme, le plus ordinairement, qu'une circonstance particulière de la précédente. Mais il faut distinguer ici les pressions venues du dehors et que nous rangeons dans le groupe des violences extérieures, et les pressions qu'exerce un utérus trop étroit sur un fœtus trop resserré dans une cavité ne conte-

nant pas assez de liquide amniotique pour le protéger.
C'est la vieille théorie hippocratique, vraisemblable mais
non démontrée en tout état de cause, n'expliquant que
quelques faits exceptionnels. D'ailleurs, nos luxations du
genou échappent à cette explication. L'espace étant trop
étroit, comment s'accomplirait ce mouvement de reverse-
ment ? Toutefois, nous acceptons cette cause, pressions
diverses, comme cause auxiliaire. Lorsque la jambe s'est
défléchie, puis étendue, les contractions utérines et abdominales peuvent l'empêcher de reprendre sa position primitive, puis, peu à peu, progressivement, plus ou moins
lentement, la plier dans le sens de l'extension et la fixer
dans cette situation anormale. Voilà, pour nous, une partie du mécanisme de la luxation congénitale du tibia en
avant.

3° *Violences extérieures.*—Si on doit écarter par la question préalable cette étiologie dans la plupart des luxations
congénitales, peut-être mérite-t-elle d'être discutée quand
il s'agit des luxations congénitales du genou en avant.
Chatelain, Kleeberg et Motte s'y rallient sans restriction.
« A quelle cause, dit Chatelain, faut-il attribuer cette luxation ? La mère, durant tout le cours de sa grossesse, n'ayant
éprouvé d'autre accident qu'une chute violente vers la fin
du septième mois, il semble naturel de ne pas devoir en
rechercher ailleurs, quoiqu'il soit assez difficile d'en expliquer le mécanisme d'une manière péremptoire. »

Voici comment s'exprime Kleeberg à ce propos : « La
mère raconta que deux mois avant d'accoucher elle s'était
donné un coup violent au bas-ventre contre un lit. Ce
coup fut suivi de fortes douleurs et de grands mouvements
de l'enfant pendant plusieurs jours. »

Motte attribue cette lésion à ce que la mère de l'enfant, pendant toute sa grossesse, avait l'habitude, et cela plusieurs fois par jour, de soulever et de porter, sur la région gauche du ventre, une énorme marmite, d'où pressions répétées, etc.

M. Guéniot ne pense pas qu'on puisse attribuer la luxation à une violence extérieure, et il trouve la confirmation de cette opinion dans la difficulté qu'on éprouve à produire des luxations expérimentales sur des cadavres de nouveau-nés.

Nous admettons complètement sa manière de voir, mais si la violence extérieure ne peut déterminer le déplacement des surfaces articulaires, elle peut au moins étendre la jambe, ou forcer et maintenir son extension, après avoir surpris le fœtus dans un mouvement favorable, et le coup reçu par la mère devient ainsi la cause non d'une luxation, mais d'une attitude singulièrement prédisposante (1). Supposons maintenant que le muscle extenseur, le triceps crural ait été contusionné par ce choc, il devient le siège de contractions énergiques qui attirent de plus en plus le membre dans l'extension forcée, et provoquent plus ou moins brusquement ou plus ou moins lentement le renversement de la jambe sur la cuisse. Enfin, les pressions exercées par l'utérus également irrité s'ajoutent à l'influence directe du choc et au spasme du triceps. Cette explication n'est pas susceptible peut-être d'être étendue à tous les cas, mais quelle théorie peut englober jusqu'ici tous les faits? D'ailleurs, des trois facteurs que nous invo-

---

(1) A. Cooper a rapporté l'observation d'un malade dont le bras soumis à une *extension excessive* pendant *une heure*, comme châtiment, se luxait ensuite avec la plus grande facilité.

quons, la contraction musculaire est incontestable puisqu'on la saisit encore en état d'activité à la naissance. Mais son point de départ, sa cause efficiente, quelle est-elle? On sait combien est excitable le système musculaire chez l'enfant. Pourquoi une violence extérieure latteignant à travers les parois maternelles ne provoquerait-elle pas une convulsion des triceps? Tel est à nos yeux le rôle assez complexe de la violence extérieure.

Causes organiques ou vitales.

1° *Arthropathies.*—Nous ne nous arrêterons pas sur cette question des maladies articulaires. Rien ne prouve que le point de départ de notre lésion soit une inflammation ou une hydropisie. Toutes les apparencés sont au contraire en opposition avec cette supposition.

2° *Maladies dês os.* — Nous en dirons autant des maladies osseuses. Le fémur et le tibia ont leur longueur et leur volume normaux. Les surfaces articulaires mêmes sont saines, elles ne se sont pas déformées consécutivement à leur déplacement, ainsi qu'il ressort du fait de la guérison rapide et complète.

3° *Relâchement des ligaments.* — Si quelquefois les liens articulaires présentent une laxité anormale, soit par excès de longueur, soit par défaut de résistance, comme cela a été constaté dans un de nos cas relatifs à un fœtus monstre, si d'autre part il n'est pas douteux que le ligament postérieur et les ligaments latéraux aient subi un certain degré d'élongation à la suite des changements dans les rapports des surfaces articulaires, nous ne croyons pas que ce soit là l'origine de la luxation du tibia sur le fémur, tout au moins en ce qui concerne les faits du premier groupe. Le relâchement est alors conséquence et non cause.

4° *Raccourcissement des ligaments.* — A plus forte raison nous répugne-t-il d'admettre le raccourcissement des trousseaux ligamenteux. L'étendue des mouvements imprimés, la facile réductibilité, l'obtention rapide de la guérison démontrent à l'évidence que si rétraction il y a, c'est une rétraction peu sensible et non primitive.

5° *Rétraction musculaire.* — La théorie de la rétraction musculaire, nous l'avons vu plus haut, a trouvé en M. J. Guérin un défenseur habile. Généralisant cette doctrine, il fait de la rétraction musculaire la seule, l'unique cause de toutes les difformités articulaires congénitales, cause d'ailleurs secondaire, prochaine.

La cause première, éloignée, consiste toujours dans une lésion plus ou moins profonde ou plus ou moins superficielle des centres nerveux. De là cet enchaînement nécessaire : altération du système nerveux, altération du système musculaire, altération d'une ou de plusieurs articulations. Il s'appuie surtout sur l'observation de certains monstres (voir obs. de Guérin). Cette théorie a été l'objet de vives attaques de la part de plusieurs chirurgiens, parmi lesquels Malgaigne et Broca. Ce dernier la rejette complètement : « Elle a été admise, dit-il, plutôt par analogie et comme complément d'une doctrine générale sur les effets des rétractions musculaires que comme fait d'observation.» M. Verneuil, qui a édifié une théorie tout opposée et qui a démontré l'existence des luxations paralytiques, admet cependant aussi la possibilité et les faits de luxations par rétraction musculaire.

Pour nous, après avoir pris connaissance des diverses opinions et examiné attentivement les observations sur lesquelles elles s'appuient, nous admettons aussi les luxations congénitales par rétraction musculaire. Mais où nous nous séparons en partie de M. J. Guérin, c'est sur l'origine de cette rétraction. A notre avis, elle est tantôt centrale et tantôt périphérique.

Centrale, c'est-à-dire médullaire ou cérébrale, comme dans la plupart des cas de monstruosité ; périphérique, locale, musculaire dans un grand nombre de cas où la lésion articulaire est simple, une, légère, curable.

A propos de l'influence des violences extérieures, nous nous sommes expliqué déjà sur le rôle que joue cette cause intrinsèque sur la production des contractions ou, si on préfère, des convulsions chez le fœtus. Cette influence n'est pas toujours saisissable, mais qu'est-il besoin d'un choc douloureusement ressenti par la mère pour impressionner le fœtus ? Une simple constriction qui ne ferait que gêner la première ne peut-elle provoquer des convulsions partielles ou générales chez le second ? Au reste, bien d'autres causes peuvent intervenir qui les provoquent sans que ni la moelle ni le cerveau soient anatomiquement en cause.

Nous n'avons pas la démonstration cadavérique de l'intégrité de ces organes chez nos malades qui ont tous guéri, mais les faits cliniques plaident dans ce sens. On ne saurait ne pas accorder à leur témoignage une valeur égale à celle des preuves anatomiques. En effet, 8 enfants nés à terme, bien portants, bien constitués, ne présentent qu'une luxation *unilatérale* du genou, avec une rétraction à peine sensible dans quelques cas, du muscle triceps crural, sans altération appréciable de sa jointure autre que le déplacement de ses parties osseuses constituantes ; cette luxation est réductible sans effort, maintenue réduite sans difficulté et sans douleur marquée ; la guérison s'obtient en quelques jours, complète et définitive, sans atrophie musculaire ou osseuse, sans arrêt de développement, sans récidive, voilà les faits, voilà le langage de la clinique. Est-il hasardeux de conclure après cela, comme nous l'avons fait? Si le témoignage de l'anatomie-pathologique est seul irrécusable, si la clinique ne peut que faire des hypothèses plus ou moins fondées et vraisemblables, il faut avouer qu'à défaut du critérium de la première, nous avons pour nous toutes les probabilités de la seconde.

Ce fait, intégrité des centres nerveux, étant admis, on peut discuter sur la cause qui a excité le triceps. Est-elle une, est-elle multiple? Cette question est désormais secondaire. La tendance de notre esprit nous porte à croire à l'influence des violences extérieures, des pressions et constrictions exercées sur les organes maternels, mais nous ne nions pas que d'autres [influences puissent produire le même effet.

7° *Paralysie.* — Les luxations paralytiques de Verneuil n'ont pas de rapport avec les nôtres. Il est bon de remarquer néanmoins que le cas de M. Bertin (obs. IV) s'en rapproche. L'action du triceps est énergique et les fléchisseurs sont inertes, la jambe est mobile comme une jambe de polichinelle. Y a-t-il paralysie? Nous ne le croyons pas, il y a simplement inertie par fatigue et position vicieuse, paralysie si l'on veut, mais paralysie consécutive. Tout rentre dans l'ordre en quinze jours, par le seul effet de la réduction et de la contention.

En résumé, nous formulons notre opinion de la manière suivante : les luxations congénitales unilatérales du tibia en avant, chez les enfants bien conformés, sont le produit de causes multiples et variables, quant à l'ordre et quant à l'action. Ces causes sont les unes vitales : contraction musculaire active et primitive, c'est-à-dire sans lésions antérieures du système nerveux ; les autres mécaniques : pressions utérines et abdominales, actions extérieures rapides et violentes ou lentes et répétées, et quelquefois tiraillement par le cordon enroulé autour de la jambe, comme dans le fait relaté par M. Guéniot (obs.   ).

Cette formule ne comprend bien entendu que les luxations de notre premier groupe, les luxations unilatérales chez les enfants, du reste parfaitement bien conformés. Peut-être les mêmes causes pourraient-elles déterminer des luxations bilatérales, nous n'en avons pas d'exemple et nous ne voulons rien préjuger.

Quant à celles observées chez des monstres ou des fœtus excessivement difformes, elles sont et doivent être le plus souvent bilatérales : c'est à elle en effet, que s'applique dans toute sa rigueur, dans toute sa généralité, la théorie de M. J. Guérin. Peut-être y trouverait-on pourtant encore des exceptions de ce côté (obs. de Bouvier par exemple) ; peut-être aussi, dans ces circonstances, certaines influences, secondaires il est vrai, ne doivent-elles pas être systématiquement écartées, nous parlons des pressions, des attitudes, de la pénurie de la liqueur amniotique, etc.

CHAPITRE IX.

ESSAI D'ANATOMIE ET DE PHYSIOLOGIE PATHOLOGIQUES ET EXPÉRIMENTALES.

Ce chapitre ne peut être qu'un essai ; les autopsies relatées dans les observations de notre second groupe sont les seules dont nous puissions nous autoriser. Or, les lésions ne sont peut-être pas exactement assimilables à celles plus ou moins probables, mais non constatées le scalpel en main, qui doivent exister dans les cas de luxation unilatérale du genou chez des enfants parfaitement bien constitués, en dehors de cette difformité si rapidement curable. Nous avons recherché, par l'analyse attentive des documents à notre disposition, tout ce qui pouvait nous éclairer sur ce sujet ; nous avons essayé d'interpréter les données de la clinique. Enfin, nous avons institué dans la même intention, à l'hospice des Enfants-Assistés, une série d'expériences sur des cadavres de très jeunes enfants. Les résultats ainsi obtenus ne sont sans doute pas l'expression rigoureusement exacte des désordres qui se produisent dans le renversement de la jambe sur la cuisse pendant la vie intra-utérine. Les forces mises en jeu sont différentes ainsi que les conditions anatomiques. Toutefois nous pensons que ces expériences peuvent jeter quelque lumière sur la question. Nous avons essayé du reste d'imiter la nature dans ses procédés : tantôt nous avons brusquement violenté la jointure afin de produire des luxations instantanées, tantôt nous avons agi d'une manière lente et progressive afin de permettre aux ligaments, muscles, aponévroses, peau, etc., de se mieux prêter aux déplacements des surfaces articulaires.

Résultats des autopsies. — Cruveilhier signale « un *diastasis* congénital, tel que les extrémités correspondantes du fémur et du tibia faisaient une saillie considérable du côté du creux du jarret, et par conséquent un angle rentrant du côté de la rotule. » Et plus loin il ajoute : « Les surfaces articulaires du genou n'offraient rien de particulier. Le diastasis indiqué plus haut tenait uniquement à la *laxité*, à la longueur des *ligaments latéraux* de l'articulation. »

Bouvier fait remarquer que l'anomalie résulte « non de la conformation des articulations qui sont à l'état normal, mais uniquement du raccourcissement ou de la contracture des muscles placés dans le sens de chacune de ces déviations. »

Enfin M. J. Guérin note que « la rotule monte un peu plus haut que le quart inférieur du fémur ; la surface articulaire du tibia correspond à la face antérieure des condyles du fémur, tandis que la face postérieure des mêmes condyles est libre et placée dans le même plan que la face postérieure de la jambe. Il n'y a d'ailleurs ni torsion, ni aucun déplacement latéral dans cette articulation.

« L'ascension de la rotule est encore facilitée par la *subluxation* du tibia en avant et l'allongement du ligament rotulien.

« Les *muscles extenseurs* sont très forts, raccourcis et tendus comme des cordes. Le droit antérieur fait la corde de l'arc formé par la flexion de la cuisse et l'extension outrée de la jambe. Les tri-fémoro-rotuliens et surtout le faisceau qui constitue le vaste externe sont très forts comparativement aux muscles de la région postérieure. Ceux-ci sont grêles, tendus malgré la luxation en haut de la tête du fémur, parce que la jambe est fléchie en avant ; mais le couturier a subi une importante modification : au lieu de glisser derrière la tubérosité interne du fémur, il s'est porté en avant sur la face antérieure du fémur, ce qui fait qu'au lieu d'être fléchisseur de la jambe il est devenu extenseur.

« Le ligament rotulien est épaissi quoique allongé. Sa face postérieure correspond à la gouttière qui sépare antérieurement les condyles du fémur. La capsule articulaire raccourcie en avant s'est considérablement allongée en arrière, où elle offre une dépression correspondant à la gouttière qui sépare les deux condyles du fémur. Dans cette dépression sont logés les muscles demi membraneux, demi tendineux et l'extrémité supérieure du jumeau interne.

« Les ligaments latéraux sont tirés en avant et deviennent presque horizontaux. Les ligaments croisés n'offrent d'autres modifications que leur changement de direction et un léger tiraillement.

Les condyles du fémur présentent antérieurement une surface concave, espèce de dépression occasionnée par la pression du tibia ; cette surface lisse, encroûtée de cartilage est en communication pleine et entière avec le reste de la cavité fémoro-tibiale.

« La surface supérieure du tibia n'offre absolument rien de remarquable. Les ménisques interarticulaires n'ont pas éprouvé le moindre déplacement. »

En résumé, subluxation ou diastasis ; intégrité absolue des surfaces articulaires sauf une espèce de dépression sur les condyles fémoraux dans un cas ; laxité, longueur des ligaments latéraux qui sont tirés en avant et deviennent presque horizontaux ; épaississement avec allongement du

ligament rotulien ; raccourcissement en avant de la capsule articulaire considérablement allongée en arrière ;
léger tiraillement des ligaments croisés ; ascension de la
rotule au-dessus du quart inférieur du fémur ; raccourcissement et tension des muscles extenseurs très forts comparativement aux muscles fléchisseurs ; voilà les lésions
locales qu'on observe dans les cas de fœtus monstres ou
excessivement difformes. Les épiphyses ne sont pas séparées de leur diaphyse. (Guérin.)

Il existe bien d'autres désordres qui ne nous intéressent
pas tous au même degré. Aussi renvoyons nous le lecteur
aux observations pour plus amples détails. Nous voulons
toutefois faire remarquer la multiplicité des déformations
articulaires dans ces cas, et la grande fréquence des altérations du système nerveux. Cruveilhier et Bouvier ont
cependant quelque tendance à admettre la théorie des pressions, de préférence à la théorie nerveuse proposée par
Delpech et soutenue énergiquement par M. J. Guérin.

Résultats de la clinique. — Que nous apprend la clinique ? Tous les observateurs ont constaté la subluxation du
tibia en avant, c'est-à-dire un déplacement des surfaces
articulaires tel que les condyles du fémur forment la partie
la plus inférieure du membre ; on sent très bien leur saillie
sous les parties molles tendues ; toute leur surface postérieure et inférieure est libre et même une certaine étendue
de leur surface antérieure, témoin l'anfractuosité, la gouttière que l'on sent entre eux et les condyles du tibia placés
au-dessus et en avant. Ces derniers s'avancent jusque sur
la partie la plus élevée de la poulie fémorale, ils occupent
la place de la rotule refoulée en haut sur la diaphyse du
fémur.

Ces rapports nous semblent suffisants pour établir l'existence sinon d'une luxation complète, du moins d'une subluxation du tibia en avant.

Quelles sont les lésions osseuses, ligamenteuses, musculaires, etc., concomitantes? Il est plus difficile de répondre à cette question. Les épiphyses sont-elles, l'une au moins, décollées? Dans un cas, la mobilité des condyles du tibia était telle que cette supposition fut faite un instant. On ne saurait rien affirmer à cet égard. On pourrait se demander si ce décollement ne s'est pas produit pendant que s'opérait le renversement. Mais nous ignorons l'époque de cet accident, toujours est-il que les lésions osseuses seront d'autant moins prononcées qu'elles se feront plus tôt.

Les ligaments ne semblent pas raccourcis, la facilité avec laquelle s'obtient la réduction ne permet pas de le supposer. Dans le cas de M. Bertin ils paraissent plutôt allongés.

Quant aux muscles, ceux de l'extension sont manifestement rétractés, épaissis même, et les fléchisseurs plus ou moins amincis et inertes.

En résumé, lésions de peu de gravité puisqu'elles sont réparables facilement et en très peu de temps.

Résultats des expériences cadavériques. — Dans la plupart de nos expériences nous avons pu produire des subluxations véritables, c'est-à-dire que nous avons obtenu des déplacements articulaires tels que le plateau du tibia, glissant d'arrière en avant sur les condyles du fémur, venait se placer sur leur partie antérieure et supérieure. La rotule chassée de la poulie intercondylienne soit en partie, soit en totalité, était donc de son côté luxée : nous l'avons vue remonter à plus de 3 centimètres au-dessus des surfaces articulaires. On observait alors la particularité suivante du côté des condyles du tibia : le bord antérieur de ceux-ci s'appliquait fortement contre l'épiphyse du fémur pendant que le bord postérieur soulevé s'écartait des condyles fémoraux ; cet écart pouvait atteindre jusqu'à 3 millimètres ; il en résultait une gouttière sur laquelle se tendait le ligament postérieur.

Nous avons toujours trouvé les ligaments intacts, ou plus exactement nous ne les avons jamais trouvés ni arrachés, ni déchirés. Il était évident par contre qu'ils avaient été fortement détendus. car ils étaient relâchés, le postérieur surtout, et aussi les latéraux.

. Les os, dans toutes nos expériences, ont été lésés, mais à différents degrés. Il nous a été impossible, quelque précaution que nous aions prise, de ne pas produire au moins le décollement d'une des épiphyses, celle du tibia ou celle du fémur, le plus ordinairement de l'une et de l'autre. Tantôt le périoste restait intact, et l'épiphyse décollée était plus ou moins mobile dans son manchon membraneux, tantôt au contraire le périoste était rompu au niveau de l'union des deux fragments osseux et cartilagineux, et alors les mouvements étaient plus étendus. La rupture du périoste se faisait, bien entendu, seulement en arrière. Le décollement épiphysaire était parfois accompagné de l'arrachement de quelques petites parcelles osseuses de la diaphyse, dans d'autres cas il s'était produit exactement au niveau et dans toute l'étendue du cartilage qui unit la diaphyse et l'épiphyse,

Les parties molles périarticulaires ne nous ont présenté le plus souvent aucune trace de déchirure. La peau se prête merveilleusement à ces mouvements exagérés : elle se tend dans le creux poplité qui s'efface et devient le point le plus déclive du membre, saillant et bombé grâce à la présence des deux condyles du fémur. Au-dessus et en avant de ceux-ci, ou bien au-dessus, mais les débordant encore un peu en arrière, suivant que la luxation est plus ou moins prononcée, on sent le bord supérieur et postérieur des condyles du tibia. De là, cette tension des parties molles du creux poplité. La peau ne résiste pas toujours, elle se rompt quelquefois transversalement et les muscles jumeaux se déchirent aussi, soit de toute leur épaisseur, soit partiellement, à 1 centimètre environ de leur insertion.

Vaisseaux et nerfs restent parfaitement indemnes.

Telles sont les lésions anatomiques déterminées expérimentalement et par des procédés dont on trouvera la description au chapitre suivant. Étudions maintenant la physiologie pathologique de ces lésions, si on peut appeler ainsi l'étude des mouvements rendus possibles de cette manière.

Mobilité considérablement accrue, vraie jambe de polichinelle, voilà toute la vérité en deux mots.

Le mouvement de flexion anormale peut être poussé dans presque tous les cas et sans effort jusqu'au contact de la jambe avec la cuisse, la pointe du pied reposant sur l'abdomen. Abandonné à lui-même, le membre, en vertu de son élasticité violente, tend à reprendre sa situation première, mais il n'y arrive pas complètement.

Les mouvements de latéralité sont très marqués : à ce point qu'en faisant glisser les condyles du fémur sur les cavités glénoïdes, on les fait déborder quelquefois ces surfaces articulaires de plus d'un demi-centimètre, et que le doigt placé sur les côtés des condyles peut atteindre vers le milieu de la cavité glénoïde correspondante poussée en sens opposé. Aussi rien de plus aisé que de donner au membre la forme arquée d'un genu valgum ou d'un genu varum très accentué.

La cuisse restant fixée on peut imprimer à la jambe des mouvements de rotation sur son axe tels qu'on ramène le talon en avant, ce mouvement de rotation ou de torsion s'opérant en général moins aisément de dedans en dehors que dans l'autre sens.

On peut fléchir sans peine la jambe sur la face interne de la cuisse, le talon passant successivement sur la crête tibiale et la cuisse du côté opposé pour arriver sur le pubis et même sur l'arcade du même côté.

La flexion ou le renversement sur le côté externe s'obtient également.

Toutes les parties molles enlevées sauf les ligaments, si on fait jouer l'articulation, on remarque que le mouvement de flexion qui a pour but de déterminer le renversement du tibia sur le fémur, se fait en deux temps : le premier est articulaire, le second se passe entre l'épiphyse et la diaphyse.

1ᵉʳ *Temps* — La jambe est mise à angle droit sur la cuisse et les cavités glénoïdes du tibia se placent sur la face antéro supérieure des condyles, du fémur et la rotule est refoulée au-dessus des condyles qu'elle n'abandonne pas cependant tout à fait.

2ᵉ *Temps* — Le tibia et le fémur se rapprochent au point de faire un angle très aigu : les cavités glénoïdes sont alors butées fortement par leur bord antérieur sur la partie la plus élevée des coudyles du fémur qu'elles débordent même dans quelques cas, et leur bord postérieur se relève en s'écartant de près de 3 millimètres des condyles. On sent que si les ligaments étaient un peu plus lâches, un peu plus allongés, le plateau du tibia fuirait en avant et en bas. La rotule est remontée sur le corps du fémur, entre cet os et le tibia, Le décollement des épiphyses s'accentue pendant ce deuxième temps et les deux fragments tendent à s'écarter. (Voir les fig. des planches 2 et 3.)

CHAPITRE X.

EXPÉRIENCES.

Nous avons répété nos expériences sur huit petits cadavres et par conséquent sur seize genoux; les résultats ont toujours été les mêmes quel qu'ait été le procédé employé. Aussi avons-nous fait un choix des plus démonstratifs, vu l'âge des sujets : deux étaient manifestement des avortons; les points osseux de l'extrémité inférieure du fémur étaient d'une exiguité extrême, à peine marqués, quoique la naissance remontât à 1 mois environ. Ces enfants se trouvaient au point de vue du développement dans les conditions d'un fœtus pendant le 9° mois de la vie intra-utérine.

Les quatres expériences que nous rapportons ont été faites avec des procédés un peu différents, et malgré cela les lésions fondamentales ont toujours été les mêmes. Les quatre autres sont tellement semblables et par les moyens mis en jeu et par les résultats obtenus qu'il nous a paru complètement inutile de les relater à la suite de celles-ci ! Dans aucun cas nous n'avons pu produire la subluxation du tibia en avant avec renversement de la jambe sur la cuisse sans déterminer au moins le décollement d'une des épiphyses tibiale ou fémorale.

Première expérience. — Boulard (Charlotte), née le 3 novembre 1880, morte d'athrepsie le 2 décembre ; poids : 1 kil. 690 ; avorton.

Le 5 décembre, nous commençons l'expérience. Le petit cadavre n'offre pas la moindre rigidité, aussi jugeons-nous utile de le plonger dans l'eau tiède. Nous le fixons sur une planche à l'aide d'une corde qui passe et s'enroule plusieurs fois sur les cuisses au-dessus de l'articulation du genou, immédiatement au-dessus des condyles, une compresse graduée étant interposée entre le lien et la peau. Cela fait, nous fléchissons peu à peu, ou plutôt nous renversons lentement et progressivement la jambe sur la cuisse, de manière à amener la face antérieure de l'une en contact avec la face antérieure de l'autre. Ce résultat, toutefois, n'est atteint qu'au bout de vingt-quatre heures. Après avoir, sans effort notable, fait glisser le plateau tibial sur les condyles du fémur, d'arrière en avant et de bas en haut, de façon à ce que la jambe fît avec la cuisse un angle presque droit, nous l'avons maintenu dans cette position au moyen d'une corde nouée, d'une part, autour du cou-de-pied, d'autre part, sur le lien destiné à fixer les cuisses, Six heures après, nous avons tendu les cordes et renversé aussi la jambe de près de 30 degrés ; l'angle formé par les deux grands segments du membre inférieur se trouve alors réduit à environ 80°. Le même laps de temps écoulé, nous resserrons encore nos liens et réduisons l'angle à 60°. Enfin, douze heures après, nous produisons le renversement complet, la pointe du pied vient se mettre en contact avec la paroi abdominale. Nous laissons les choses en cet état pendant cinq heures, puis nous procédons à l'examen des lésions que nous avons produites.

1° *Jambe droite*. La pointe du pied est en rapport avec la paroi antéro-externe de l'abdomen, 1 centimètre au-dessus de l'épine iliaque antéro-supérieure.

La peau du creux poplité est fortement tendue, lisse, luisante, mais sans la moindre éraillure. Quant au creux poplité, lui-même, il est remplacé par la saillie des condyles fémoraux sur lesquels sont bridés les téguments.

En avant, la peau fait de nombreux plis, et on voit la rotule refoulée sur le fémur, occupant le sinus de l'angle de renversement.

Cela constaté, les liens sont enlevés, et on voit aussitôt la jambe, en vertu de l'élasticité des tissus violentés au niveau de l'articulation, s'écarter peu à peu de la cuisse pour se redresser ; le pied se porte légèrement en dehors de l'abdomen, en même temps qu'il se relève graduellement. Quand ce mouvement de retour est achevé, la jambe fait encore avec la cuisse un angle, ouvert en haut et en dehors, plus petit qu'un angle droit.

Avant d'examiner les lésions anatomiques, nous recherchons les désordres fonctionnels ou, si l'on veut, les symptômes de ces lésions, et voici ce que nous constatons :

Mobilité considérablement accrue de l'articulation du genou ; vraie jambe de polichinelle.

Sans effort aucun, on renverse complètement la jambe sur la cuisse, et le fémur étant immobilisé, il est facile de porter la pointe du pied de l'épine iliaque supérieure, un peu au-dessus du pubis, et jusque dans le pli de l'aine du côté opposé.

Abandonnée à elle-même, la jambe tend à se redresser, elle se renverse en même temps sur le bord péronier. Ce mouvement de redressement dépasse celui que nous avons signalé plus haut après l'enlèvement des ligatures, car la jambe et la cuisse forment alors un angle d'environ 100°, ouvert en haut et en dehors.

On peut, et cela sans la moindre difficulté, ramener la jambe dans l'extension et lui faire faire le mouvement de flexion complet. On constate alors que le plateau tibial glisse sur les condyles, et que la rotule revient prendre sa place.

Les mouvements de latéralité sont très marqués, à ce point qu'en faisant glisser les condyles sur les cavités glénoïdes, on les fait déborder ces surfaces articulaires de plus d'un demi-centimètre, et que le doigt placé sur les côtés des condyles, peut atteindre vers le milieu de la cavité glénoïde correspondante, poussée en sens opposé. Aussi rien de plus aisé que de produire un genu valgum ou un genu varum dont l'angle est égal à 135°.

Enfin la cuisse restant fixe, on peut faire faire à la jambe des mouvements de rotation sur son axe, tels qu'on ramène sans peine le talon en avant, ce mouvement de rotation s'opérant d'ailleurs moins parfaitement de dedans en dehors. Par contre, la jambe se fléchit, se renverse pour mieux dire, on ne peut plus facilement, sur la face interne de la cuisse, le talon passant successivement sur la crête tibiale, et la cuisse du côté opposé pour arriver sur le pubis et même sur l'arcade crurale du même côté.

Avant de produire ces différents mouvements, nous avions essayé de nous rendre compte des lésions osseuses. Or, il nous avait semblé que les épiphyses étaient à peu près intactes. Il n'était pas possible, en effet, de faire jouer les diaphyses, et les mouvements parurent se passer dans l'articulation elle-même. Toutefois dans le renversement complet, la fin du mouvement, selon certaines apparences, devait se produire, grâce à la mobilité de la diaphyse tibiale sur l'épiphyse décollée. On constatait que la partie postérieure du plateau du tibia ne se soulevait pas, où se soulevait à peine, pendant que le corps de l'os achevait de se porter en avant et en haut, parallèlement à la cuisse. A cause du peu de longueur des épiphyses, il était difficile de les saisir et de les fixer et par conséquent de constater leur décollement. Nous n'avions entendu aucun craquement pendant toute la durée de nos expériences.

Lésions anatomiques. — 1° *Peau.* Nous l'avons vu plus haut, la peau n'offre aucun vestige de déchirure. Elle est seulement fortement tendue, lisse, comme amincie dans la région du creux poplité qui est complètement effacé. Au contraire, du côté opposé, elle est relâchée, en forme de nombreux plis quand la jambe est renversée sur la cuisse. Ces plis limitent même le renversement.

2° *Tissu cellulaire, aponévroses, muscles, vaisseaux et nerfs.* La peau enlevée, on ne constate aucune déchirure dans le creux poplité, tous les tissus, tous les organes sont intacts. Ils sont seulement fortement tendus. Les insertions musculaires ne sont pas arrachées. La direction de certains muscles est changée, ainsi ceux de la patte d'oie sont redressés, et par conséquent raccourcis au lieu d'être allongés. Dans cette situation, si on vient à faire des tractions sur eux, on voit que de fléchisseurs ils sont devenus extenseurs, etc., etc.

Notons ici que le sujet est infiltré (œdème des nouveau-nés), considérablement amaigri. A peine trouve-t-on dans le creux poplité quelque trace de tissu adipeux.

3º *Os*. Toutes les parties molles enlevées, sauf les ligaments, on constate, en arrière, le décollement de l'épiphyse tibiale supérieure, avec déchirure du périoste à ce niveau, dans une étendue de 8 millimètres, à partir du bord interne de l'os. Dans le renversement complet du tibia sur la cuisse, le bord postérieur de l'épiphyse décollée, reste distant de 5 millimètres du bord correspondant de la diaphyse.

En avant et sur les côtés, le périoste est intact, mais on voit que la disjonction épiphysaire est complète à un sillon qui se produit au niveau de la ligne d'union des deux segments de l'os dans les mouvements, assez étendus, qu'on leur imprime.

Du côté du péroné, pas de solution de continuité, le périoste ayant résisté. Toutefois, décollement de l'épiphyse, mais mobilité limitée par le manchon périostal.

Du côté du fémur, intégrité du périoste et de l'os. L'épiphyse ne joue pas sur la diaphyse.

4º *Articulations*. Les ligaments périarticulaires ne sont ni déchirés, ni arrachés. Cependant les mouvements de la jointure sont très étendus et très variés.

1º D'arrière en avant. Ce mouvement qui a pour but de déterminer le renversement de la jambe sur la cuisse, se fait en deux temps, le premier est articulaire, le second se passe entre la diaphyse et l'épiphyse.

1er Temps. La jambe est mise à angle droit sur la cuisse et les cavités glénoïdes du tibia, se placent sur la face antérieure des condyles du fémur ; la plante du pied regarde alors directement en haut, le cadavre étant sur le dos, et la rotule est refoulée au-dessus des condyles qu'elle n'abandonne pas cependant complètement.

2e Temps. La jambe vient se mettre en contact avec la cuisse et le pied avec le ventre. Les cavités glénoïdes sont alors légèrement refoulées de haut en bas, et leur bord postérieur se relève en s'éloignant un peu des condyles : de là écartement de 2 ou 3 millimètres entre les surfaces articulaires à ce niveau et tension du ligament postérieur sur l'interstice.

La rotule, refoulée en totalité au devant du fémur, se trouve placée directement et presque de champ entre le tibia et le fémur, mobile entre ces deux os, tout en restant à la partie interne.

2º Si on ramène la jambe dans la flexion, des phénomènes inverses se produisent ; les surfaces articulaires reprennent leur situation normale, la rotule revient sur la face antéro-inférieure des condyles du fémur.

3 Les mouvements de latéralité sont très marqués. Dans un sens comme dans l'autre, on fait déborder alternativement les surfaces articulaires.

4º Dans les mouvements de rotation de la jambe sur son axe, la cuisse étant immobilisée, on peut amener la cavité glénoïde interne à occuper par son bord interne la face antérieure de l'articulation, la face antérieure du tibia devenant antéro-externe et le talon antérieur. La rotule se déplace très légèrement en dehors. Le mouvement inverse se fait moins complètement. Quoi qu'il en soit, ce mouvement de rotation est anormal et dénote une grande laxité des brides ligamenteuses.

En effet, les ligaments sont très lâches, allongés, quoique parfaitement intacts. Entre les condyles du fémur et les cavités glénoïdes du tibia, il existe, quand on laisse retomber la jambe, un écart de près de 6 [millimètres. De là, cette mobilité considérable qui permet de porter en arrière le plateau tibial jusque sur la partie inférieure de la diaphyse fémorale.

5º Dans le mouvement d'adduction, on arrive à produire entre le tibia et le fémur un angle obtus égal à 135º. De même dans le sens de l'abduction.

Le renversement étant complet, nous coupons le ligament rotulien et nous constatons que la rotule est luxée en haut et un peu en dedans, ne conservant plus le moindre rapport articulaire. Les cavités glénoïdes occupent toute la surface antérieure des condyles, c'est-à-dire cette portion des condyles qui contribue à former l'articulation fémoro-rotulienne.

En ramenant la jambe dans la flexion, on voit que le ligament graisseux est intact, étant, du reste, relâché dans l'extention forcée.

Les ligaments croisés ne semblent avoir subi aucune altération.

Jambe gauche. — Renversement complet. La pointe du pied repose sur la paroi abdomidale, à 2 centimètres au-dessous et un peu en dehors de l'ombilic, c'est-à-dire plus haut que le pied droit. Cette jambe paraît un peu plus longue que l'autre, dans la même situation.

Aussitôt que les liens sont enlevés, la jambe s'écarte de la cuisse et se porte un peu en dehors : l'angle d'écart équivaut à peu près à 40° ; le gros orteil reste distant de 3° 1/2 de l'épine iliaque antérieure et supérieure.

Nombreux plis de la peau au fond de l'angle. La rotule en occupe la partie interne, au-dessus du condyle correspondant où la peau forme une masse non plissée.

Dans le creux poplité, peau tendue et lisse. Aucune lésion des parties molles : ni tendons arrachés ni muscles rompus, ni vaisseaux ou nerfs déchirés. Les aponévroses et le tissu cellulaire paraissent indemnes. Les ligaments articulaires eux-mêmes n'ont subi aucune altération : ni déchirure, ni arrachement, ni même élongation appréciable.

Simple décollement des épiphyses du tibia et du péroné, sans déchirure du périoste.

Décollement de l'épiphyse fémorale avec arrachement de la partie postérieure et interne de la diaphyse sur une hauteur de 2 ou 3 millimètres, d'où petites esquilles, parcelles osseuses adhérentes à l'épiphyse. Déchirure du périoste sur toute la largeur de l'extrémité postérieure de la diaphyse inférieure et à ce niveau. Sur les côtés et en avant il est intact.

Dans le mouvement de renversement, le premier temps est articulaire, le deuxième se passe entre les deux fragments du fémur dont l'inférieur ou fragment épiphysaire se renverse sur le supérieur ou fragment diaphysaire. Il existe, à vrai dire, un troisième temps qui complète le renversement ; il se produit grâce à la mobilité qui résulte de la disjonction sous-périostale des épiphyses du tibia et du péroné. Ainsi la diaphyse tibiale se rapproche de la diaphyse fémorale grâce à la mobilité des épiphyses, celle du fémur se luxant, à proprement parler sur la diaphyse correspondante en avant, et la diaphyse du tibia se coudant sur son épiphyse supérieure mobile sur les condyles du fémur qu'elle n'a abandonnés en aucune façon.

Il est à remarquer que dans le renversement complet la rotule n'abandonne pas ici la partie supérieure des condyles du fémur.

Les mouvements latéraux sont un peu moins marqués ; ceux de rotation sur l'axe de la jambe sont moitié moins étendus. Du reste les ligaments paraissent plus raides, moins allongés que dans l'autre jointure. Il semble pourtant que ces mouvements de rotation sont moins accentués surtout parce que le périoste tibial est sain et ne permet pas un déplacement aussi grand de la diaphyse. C'est sans doute la rupture du périoste qui explique la facilité avec laquelle on amenait en avant le talon et le mollet du côté droit.

Quand on porte le renversement à son extrême limite, la surface décollée de la diaphyse, irrégulière, rugueuse, fait saillie en arrière et l'écart est de 8 à 10 millimètres entre les parties les plus éloignées (bords postérieurs) des deux fragments.

EXPÉRIENCE II. — Mercier (Charles), né le 27 novembre 1880, mort le 13 décembre. Poids, 1850 grammes. Longueur, 46 centimètres. Avorton. Athrepsie. Œdème des nouveau-nés.

Il est mis en position le 16 décembre à 10 heures du matin; étendu sur le dos et fixé à une planchette par des liens qui s'enroulent sur les cuisses à 1 centimètre et demi au-dessus de l'articulation du genou. Les deux jambes sont placées à angle obtus avec les cuisses et maintenues dans cette situation par des tubes en caoutchouc attachés sur la partie moyenne du mollet d'un côté, sur la ligature des cuisses de l'autre. Un coup de bistouri, intéressant toutes les parties molles sauf le ligament postérieur atteint légèrement cependant le niveau de chaque condyle, avait été donné transversalement, suivant le pli articulaire, dans le creux poplité de la jambe gauche. Aussi fut-il possible de l'étendre plus fortement que la droite avant de rencontrer une résistance notable. Elle fut placée presque à angle droit.

Le 17. Les liens furent resserrés et la jambe fut mise à angle droit avec la cuisse.

Le 18. Nouvelle tension, l'angle devient à peu près égal à 60 dégrés.

Le 19. Le renversement est complet.

Le 20. Voici ce que nous constatons et après la dissection.

Jambe gauche. — Renversement complet, la face antérieure de la jambe est en contact avec la face antéro-externe de la cuisse dans toute sa longueur, le pied regarde en haut et en dehors, le gros orteil descend le long de la région latérale du ventre et le bord interne du pied rase l'épine iliaque antérieure et supérieure.

La jambe a donc subi un léger mouvement de rotation de dehors en dedans.

Les lèvres de l'incision faite dans la région poplitée sont écartées de 35 millimètres; transversalement cette section mesure 36 millimètres.

Les condyles du fémur font saillie dans la partie médiane de la plaie. Au niveau de chacun d'eux la capsule ligamenteuse qui les recouvre est éraillée, ce qui permet de les voir à nu sur une surface circulaire de près de 4 millimètres de diamètre.

Quant au plateau du tibia, on ne le voit pas, mais on le sent dans la partie supérieure de la plaie, moins proéminent d'ailleurs, en arrière, que les condyles fémoraux qui le débordent de près de 4 millimètres. Entre les condyles et le plateau articulaire existe un écartement dans lequel se déprime et se tend le ligament postérieur.

Dans l'angle antéro-externe produit en avant par le renversement, on voit un gros repli de la peau dans lequel on trouve la rotule.

Détachée, la jambe se redresse en formant un angle de 60° environ et se renverse un peu en dehors. Le repli de la peau que nous venons de signaler se dédouble alors, ces deux plis réunis sur les côtés et limitant une dépression en gouttière au fond de laquelle on sent la rotule. En se réunissant en dehors et en dedans ces plis se confondent avec une surface triangulaire de peau relâchée mais non plissée.

Ainsi relevée, la jambe cède sans peine à l'effort qui tend à la renverser de nouveau. On obtient même une flexion plus grande, la malléole interne arrivant au contact de l'épine iliaque antéro-supérieure.

Le dos du pied se renverse complètement sur la face antérieure de la jambe (ce qui est du reste un fait ordinaire et bien connu qu'on observe chez les nouveau-nés, c'est la position normale du fœtus). Si la jambe est alors renversée, le talon devenu supérieur atteint l'épine iliaque antéro-supérieure et les orteils dirigés en bas arrivent à 2 centimètres des condyles, la plante du pied étant étalée sur la face antérieure de la cuisse.

En fixant l'épiphyse tibiale avec des pinces solides on ne constate pas de mobilité anormale qui puisse faire supposer un décollement.

Les mouvements imprimés à la diaphyse se communiquent à l'articulation, les cavités glénoïdes glissant sur les condyles.

Par contre, il est de toute évidence que l'épiphyse fémorale est disjointe, car le fémur étant immobilisé, on peut imprimer des mouvements de bascule prononcés à l'épiphyse dans le sens antéro-postérieur. On ne sent pas de crépitation.

Les mouvements de latéralité sont extrêmement étendus. Cependant la torsion est limitée.

Notons que ces mouvements anormaux sont plus considérables quand le corps du fémur est fixe. On produit alors un mouvement de rotation presque complet.

En un mot, tous les mouvements dépassent de beaucoup les limites naturelles. La jambe est mobile dans tous les sens comme une jambe de polichinelle et c'est là la vraie caractéristique des désordres provoqués, des symptômes, si l'on peut dire ainsi en parlant d'expériences sur un cadavre.

Téguments, muscles, vaisseaux et nerfs, toutes les parties molles, en un mot, enlevées avec soin, on remarque aussitôt la grande laxité des ligaments. L'articulation est extrêmement lâche et mobile à ce point qu'on peut : 1° déprimer la capsule d'avant en arrière entre le pouce et l'index de manière à les mettre en contact; 2° pousser le condyle externe sur la cavité glénoïde interne et vice-versa; 3° le fémur et le tibia restant dans le même plan, séparer presque complètement l'une de l'autre d'avant en arrière et inversement leurs surfaces articulaires.

Aucun ligament n'est rompu ni accroché. Il existe seulement deux éraillures sur les capsules qui enveloppent les condyles en arrière, éraillures produites par le bistouri pendant l'incision des parties molles de la région poplitée.

L'épiphyse fémorale est décollée, très mobile dans son manchon périostal, du reste indemne; crépitation fine.

L'épiphyse tibiale est également décollée, mais elle est beaucoup moins mobile. Périoste sain.

L'épiphyse péronière seule n'est pas désoudée.

Dans le renversement forcé du tibia sur le fémur dépouillés tous deux des masses musculaires, renversement qui se fait avec un angle d'environ 45°, l'épiphyse fémorale se renverse un peu en haut et en avant, en sorte que le bord postérieur de la diaphyse présente une saillie transversale recouverte par le périoste tendu. Dans cette situation, le plateau du tibia vient butter par son bord antérieur sur la partie la plus élevée des condyles qu'il déborde même, et le bord postérieur soulevé et un peu refoulé en arrière s'écarte de 3 millimètres environ des condyles.

La rotule est alors couchée entre les deux os répondant par son sommet à la tubérosité antérieure du tibia et par sa base à la diaphyse du fémur. Elle reste d'ailleurs extrêmement mobile.

Les ligaments croisés ne paraissent pas avoir été sensiblement violentés.

Les ménisques semilunaires sont en leur place.

Jambe droite. — Renversement un peu moins complet : reste un angle de 30 degrés environ. Toutefois par un effort ménagé on met en contact la face antérieure de la jambe avec la face antérieure de la cuisse.

Cette jambe est portée dans la rotation en dehors de telle sorte que la pointe du pied repose sur l'abdomen, le talon regardant en dehors.

Peau tendue mais intacte dans le creux poplité. On y reconnaît la saillie des condyles, mais le bord postérieur du plateau tibial y est à peine sensible.

Dans l'angle, en avant, gros pli unique.

Il est aisé de constater le décollement de l'épiphyse du fémur aux signes décrits plus haut. Celle du tibia paraît unie à la diaphyse : pas de mobilité anormale.

Vraie jambe de polichinelle.

Entre les surfaces articulaires on peut enfoncer profondément le bout des doigts, en déprimant téguments et ligaments.

Mouvements d'abduction presque à angle droit, le fémur étant immobilisé.

La jambe se fléchit facilement et complètement sur les côtés interne et externe de la cuisse, de telle façon que le talon vient toucher l'épine iliaque antéro-supérieure en dehors et le pubis en dedans.

Ni muscles ni vaisseaux déchirés. Nerfs intacts.

Quand on agit en tirant sur les muscles, on produit les mouvements normaux ; mais il est impossible d'obtenir par la traction sur le tendon du triceps fémoral le renversement de la jambe qui s'arrête en extension un peu forcée. Au contraire, la flexion se produit vivement et totalement, dès qu'on tire sur les fléchisseurs.

Le renversement étant produit, la traction exercée sur les muscles de la patte d'oie, ou plutôt sur leurs tendons accentue quelque peu ce mouvement, à condition pourtant qu'on soulève ces derniers et par conséquent qu'on les redresse et change leur direction.

Ligaments et périoste sont sans déchirure.

Décollement de l'épiphyse du tibia qui est à peine mobile.

Intégrité de l'épiphyse péronière.

Disjonction de l'épiphyse fémorale, qui jouit d'une grande mobilité, dans son manchon de périoste, légèrement éraillé en arrière, ainsi que le prouve l'issue de quelques gouttes de sang pendant le renversement forcé.

Le mouvement de renversement peut ainsi s'analyser :

1re *temps*. — Les cavités glénoïdes viennent se placer sur la partie antéro-supérieure des condyles, sans recouvrir en haut toute la surface articulaire.

2e *temps*. — Les épiphyses se coudent l'une vers l'autre, la fémorale d'arrière en avant et de bas en haut, la tibiale en sens inverse, le cadavre étant couché sur le dos. Il résulte de là une encoche entre la diaphyse et l'épiphyse de l'os de la cuisse d'une part et des os de la jambe de l'autre. Les cavités glénoïdes se sont encore portées un peu plus haut.

En résumé, le renversement ne peut s'obtenir complet ou, plus exactement, ne peut aller au delà de 80° sans disjonction épiphysaire, car les condyles du tibia ne se luxent pas complètement et ne regardent jamais directement en bas.

Expérience III. — Richer (Charles), né le 20 novembre 1880, mort le 9 décembre.

Fixé le 10 décembre sur une planche par une solide ligature qui s'enroule sur le fémur le plus près possible des condyles.

Du côté gauche, une petite attelle en bois a été placée sur le devant de la cuisse, une autre sur la région postérieure de la jambe, la première remontant jusque sur le bord supérieur de l'épiphyse, immédiatement au-dessus de la saillie des condyles, la seconde descendant plus d'un centimètre et demi au-dessous du plateau tibial, toutes deux étroitement maintenues au moyen de cordes dans toute l'étendue des deux segments du membre pelvien.

L'extension forcée est obtenue facilement et la jambe est abandonnée formant un angle de 125° avec la cuisse. Le lendemain nous atteignons et même dépassons légèrement l'angle droit. Mais la résistance à vaincre avait été plus considérable que dans nos précédentes expériences. A ce point cependant, la résistance parut diminuer tout d'un coup si bien que le renversement complet fut beaucoup plus facile, après que l'angle droit eut été dépassé. La raison de ce fait, c'est que la peau et les muscles s'étaient déchirés dans le creux poplité, le mode de ligature employé ne permettant pas à ces tissus de se tendre aux dépens des parties éloignées. Le muscle jumeau interne rompu près de son insertion laissait voir à ce niveau le périoste arraché et l'épiphyse séparée de la diaphyse vers la partie interne.

Ainsi renversée la jambe est en contact avec la cuisse, le gros orteil avec l'épine iliaque supérieure. La rotule forme une saillie refoulée en dedans sous un soulèvement de peau triangulaire, relié par un pli cutané à un soulèvement externe semblable mais plus petit.

Quand les ligatures et les attelles sont enlevées on peut promener la jambe sur la cuisse et le pied de l'épine iliaque de ce côté au pli de l'aîne de l'autre côté.

La rotule soulève la peau et se place à la partie la plus élevée de la poulie fémorale sans l'abandonner.

Mouvements de latéralité : 1°, en dehors, la jambe et la cuisse forment un angle obtus de 125°, quand le fémur est immobile et le tibia poussé simplement de dedans en dehors. Mais le mouvement s'accentue considérablement, et l'angle devient à peu près droit, si, en même temps qu'on le porte dehors, on laisse glisser le plateau tibial sous les condyles du fémur.

2° En dedans, le mouvemeut est moins accentué et le plateau du tibia, la cavité glénoïde interne du moins, remonte sur le condyle correspondant en se portant un peu en dehors.

Mouvement de torsion facile, etc.

La dissection permet de constater, outre les déchirures cutanées et musculaires, le décollement de l'épiphyse et du tibia avec rupture du périoste, le décollement de l'épiphyse du péroné avec intégrité du périoste, la disjonction sous-périostale de l'épiphyse du fémur.

Aucun lien articulaire n'est rompu.

Les rapports des surfaces témoignent d'une subluxation du tibia.

Jambe droite. — Rupture de la peau au creux poplité, bien que cependant on n'ait pas fait usage d'attelles de ce côté; mais les muscles sont intacts, sauf quelques fibres du jumeau interne déchirées.

Jambe de polichinelle. Grande mobilité latérale, d'où angle obtus remarquable entre la jambe et la cuisse; autrement dit, celle-ci étant fixe, les mouvements d'abduction et d'adduction de la jambe sont très marqués.

Mêmes lésions du périoste et des os.

Aucune rupture ligamenteuse.

Déplacement des surfaces articulaires tel que les cavités glénoïdes débordent un peu la partie la plus élevée de la poulie fémoro-rotulienne. La rotule est remontée de plus de 2 centimètres, elle n'a point conservé le moindre rapport articulaire.

EXPÉRIENCE IV. — Charles, né le 4 décembre, mort le 20 décembre 1880. Poids, 2 kilog. 500. Taille, 50 centimètres.

Nous essayons de produire une luxation instantanée et le renversement de la jambe sur la cuisse. Avec quelques efforts, nous y arrivons sans déchirure de la peau du creux poplité qui est tendue et paraît amincie.

L'épiphyse du tibia nous semble avoir cédé sous la pression; les cavités glénoïdes sont actuellement en rapport avec la portion des condyles du fémur qui forme la poulie rotulienne. On retrouve sous la peau tendue leur bord postérieur; les mouvements qu'on lui imprime se communiquent à toute la jambe quand on fixe l'épiphyse avec de fortes pinces, il semble cependant que la diaphyse est mobile et disjointe au niveau du cartilage d'union.

Les condyles du fémur libre à la partie la plus déclive du membre ainsi déformé paraissent au contraire adhérer parfaitement au corps du fémur.

La rotule est remontée au-dessus des condyles et se trouve placée entre la jambe et la cuisse, qu'on peut, en appuyant, mettre exactement en contact.

Mouvements anormaux très variés et très étendus. Vraie jambe de polichinelle.

Nous enlevons les parties molles, toutes sont intactes ; ni dilacération ni arrachement.

Le jeu de la jointure ainsi dépouillée n'offre aucune particularité nouvelle.

Le périoste est rompu au niveau et en arrière de l'épiphyse tibiale, qui est disjointe ; la péronière est décollée également, mais son périoste n'est pas déchiré.

L'épiphyse du fémur est ébranlée, mais encore adhérente ; le périoste est légèrement éraillé.

La rotule est éloignée de près d'un centimètre du bord supérieur des condyles, que recouvrent les cavités glénoïdes du tibia. Celles-ci regardent en avant et en bas, le cadavre étant dans le décubitus dorsal ; leur bord postérieur est donc relevé, tandis que leur bord antérieur est abaissé. Il y a donc bien subluxation. Il suffit de couper les ligaments latéraux pour que la luxation devienne aussitôt complète, le plateau du tibia regarde alors directement en avant, la tubérosité antérieure repose sur la poulie fémororotulienne.

Ayant procédé de la même façon sur l'autre articulation, nous avons produit les même lésions, moins toutefois la déchirure du périoste. Les trois épiphyses étaient décollées, mais maintenues par leur gaine périostale.

Le renversement était complet, néanmoins le périoste se tendait excessivement, et par différentes éraillures on voyait sourdre des gouttelettes de sang. Mêmes déplacements articulaires. En essayant de luxer complètement le tibia, nous ne réussissons qu'à déchirer le périoste de son épiphyse.

EXPLICATION DE LA PLANCHE I.

FIGURE 1.

Renversement à angle droit de la jambe sur la cuisse.

a. Lien destiné à maintenir la jambe.
b. Lien destiné à fixer la cuisse.
c. Deux plis de flexion.
d. Creux poplité effacé.
e. Planchette.

FIGURE 2.

Renversement complet oblique en dehors.

a. Lien maintenant la jambe.
b. Lien fixant la cuisse.
c. Plis de flexion.
d. Creux poplité.
e. Planchette.
f. Serre-lien.
g. Talon tourné en dedans.
h. Gros orteil déprimant l'abdomen au-dessus de l'épine iliaque antéro-supérieure.
i. Crête iliaque.
j. Pli de l'aîne.

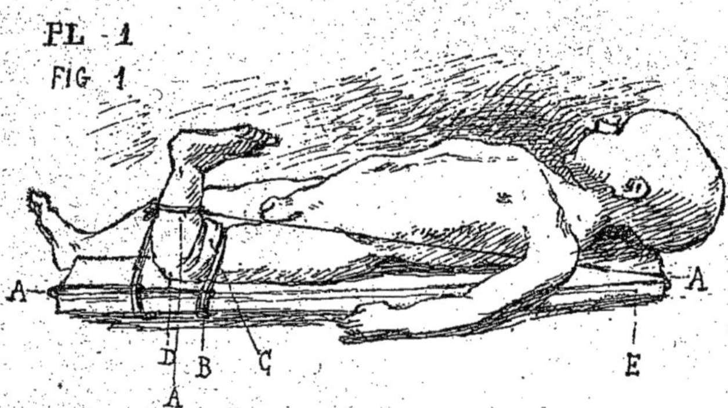

PL - 1
FIG 1
A
A
D B C
A
E

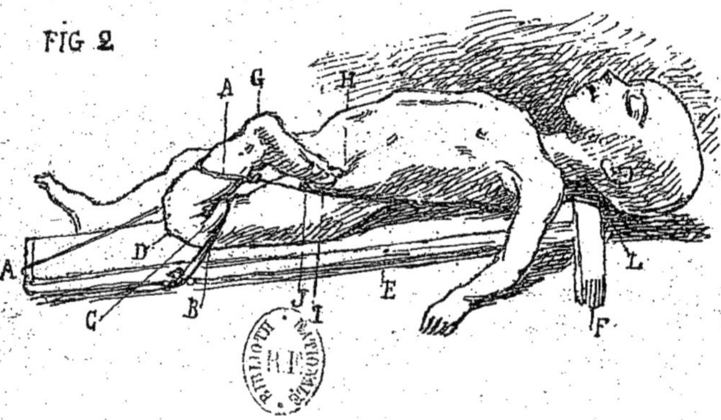

FIG 2
A G H
A
D
C B J I E
F
L

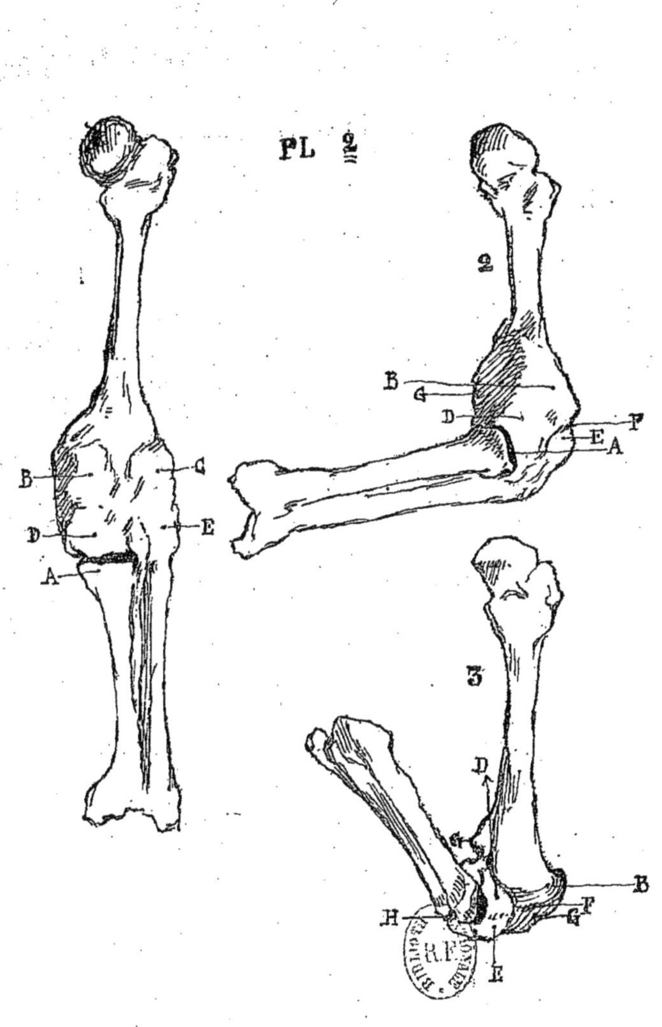

PL 2
2
B
G
D
F
E A
B
C
D
E
A
3
D
B
H
G F
E
R.F.

EXPLICATION DE LA PLANCHE II.

FIGURE 1.

Décollement de l'épiphyse du tibia.

a. Décollement de l'épiphyse du tibia et rupture du périoste en arrière.
b. Condyle interne du fémur.
c. Condyle externe du fémur.
d. Condyle interne du tibia.
e. Condyle externe du tibia.

FIGURE 2.

Les lettres ont même signification qu'à la figure 1.

f. Anfractuosité produite par le soulèvement du bord postérieur du plateau tibial qui s'écarte des condyles du fémur.
g. Saillie de la rotule.

FIGURE 3.

Les lettres ont la même signification qu'aux figures 1 et 2.

Le renversement est complet et la subluxation très évidente, malgré l'intégrité des ligaments.

h. Décollement de l'épiphyse du péroné.

EXPLICATION DE LA PLANCHE III.

FIGURE 1.

Décollement de l'épiphyse du fémur.

a. Décollement de l'épiphyse.
b. Dénudation de l'os par arrachement du périoste.
c. Condyle interne du fémur.
d.   —   externe du fémur.
e.   —   interne du tibia.
f.   —   externe du tibia.
g. Rupture dn périoste au niveau du cartilage épiphysaire du tibia.

FIGURE 2.

Les lettres ont même signification que celles de la figure 1.
h. Petit pont de périoste qui relie l'épiphyse à la diaphyse.

FIGURE 3.

Les lettres ont même signification que celles des figures 1 et 2.
i. Saillie de la rotule qui est luxée.

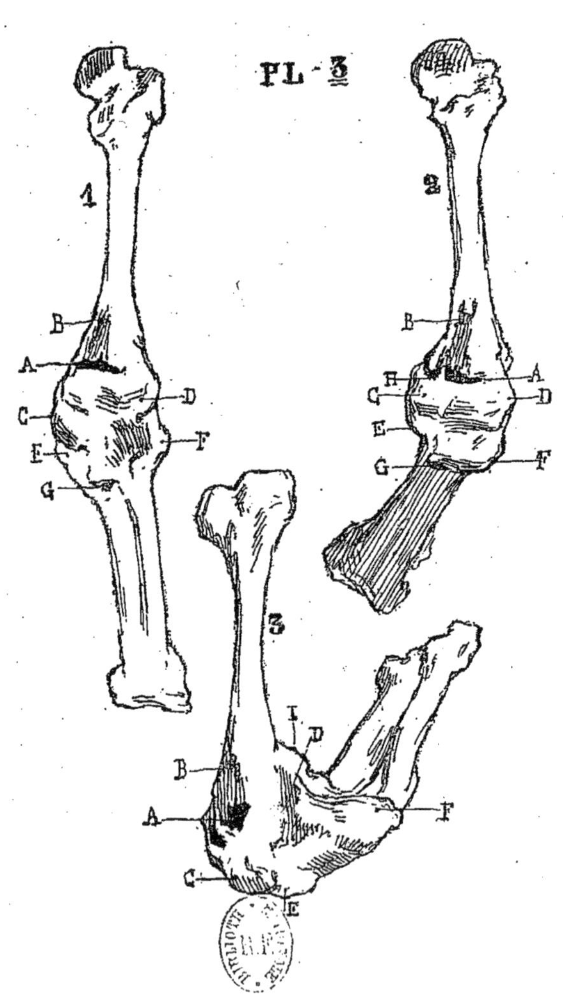

PL. 3
1
2
3
A
B
C
D
E
F
G

INDEX BIBLIOGRAPHIQUE

Luxations congénitales du tibia en avant avec renversement de la jambe sur la cuisse.

Chatelain. — Bibliothèque médicale, t. LXXV, p. 103.

Bard. — Boston medical and Surgical Journal, numéro du 26 novembre 1834.
Et American Journal of the med. Sciences, 1835, t. XV, 2e partie, p. 555.

Kleeberg (de Kœnigsberg). — Journal de Dieffenbach (octobre 1827). Obs. rapportée par Alp. Sanson in des luxations congénitales et des méthodes etc. Thèse de concours 1841, p. 35.

Moth. — Chirurgie infantile; mémoire publié in Bul. de l'Acad. royale de méd. de Belgique, t. X, 3e série, no 2.

Guéniot. — Sur la luxation congénitale du genou, in bulletins et mémoires de la Société de chirurgie de Paris. Séance du 7 juillet 1880, t. VI. p. 442.

Guéniot. — Rapports de M. Guéniot sur la luxation congénitale du genou. Eodem loco, séance du 7 décembre 1880.

E. Périer. — Eodem loco, séance du 7 décembre 1880.

Bertin. — Eodem loco, séance du 7 décembre 1880, et Union médicale 14 octobre 1880.

Cruveilhier. — Atlas d'anatomie pathologique, 2e livraison, 2e planche et in œuvres de J. Guérin, grand in-8º avec Atlas, 1880.

Bouvier. — Bulletins de l'Académie de médecine 1837, t. II, p. 701.

J. Guérin. — Œuvres, grand in-8º avec atlas, 1re livraison 1880, p. 43.

Luxations congénitales en général.

Bouvier. — Luxation spontanée des genoux en dehors, in Bul. de l'Acad. de méd., Paris 1840-41, t. VI, p. 84. Luxations congénitales du fémur in Bul. de l'Acad. de médecine, 1837-38, t. II p. 589. Eodem loco 1838-39, t. III, p. 759. — Eodem loco, t. VI p. 415. Leçons cliniques sur les maladies de l'appareil locomoteur, Paris 1858.

Broca. — Luxation congénitale de la hanche in Gazette des hôpitaux, n° 85, 1866. Bul. des sc. anatom. 1852, p. 10.

Brodhurst. — On congenital dislocations of the femur in Saint-Georges's Hosp. Reports, t. I, p. 217. — Lectures ou orthopedic surgery. Lect. XVI. On cong. dislocations in British med. Journal, 15 février.

Bouisson. — Observations et réflexions sur quelques variétés rares de luxations in Annales de la chirurgie 1843, t. IX, p. 315.

Chaussier. — Discours prononcé à la distribution des prix de la Maternité, Paris 1812.

Cooh. — A course of Clinical lectures of chronic Diseases of the bones aud Jointes Chiefles in Relation of on the treatement of the Deformities in Lancet 1861.

Cooper (A.). — Œuvres chirurgicales. Trad. de Richelot, Paris 1837.

Cruveilhier. — Bulletin de l'Académie de médecine, t. III, p. 187. — Traité d'anatomie pathologique générale etc.

Delpech. — De l'orthomorphie.

Dupuytren. — Leçons orales de clinique chirurgicale, t. I. Mémoire sur les déplacements originaux du fémur in Repert. général d'anatomie 1826, t. II, p. 82. Gazette médicale de Paris, 1834, p. 218

Guéniot. — Des luxations coxo-fémorales. Paris, 1869.

Hippocrate. — Traduction de Littré.

Humbert et Jacquier. — Manière de réduire les luxations spontanées, 1845.

Geoffroy Saint-Hilaire. — Traité de Tératologie.

Guérin. — Recherches sur les luxations congénitales, 1841. Œuvres, 1880.

Gurlt. — Geleukkrankheiten, etc. u. ueber einige durch Erkrankung der Geleukverbindungen verursachte Misstaltungen des menschlichen Beckens, Berlin, 1854.

Malgaigne. — Traité des fractures et luxations. Anatomie chirurgicale, t. II. — Leçons d'orthopédie. Paris 1862.

Martin. — Bulletin de l'Académie de médecine, t. I, p. 196; t. II, p. 800; t. IV, p. 428.

Palleta. — Adversaria chirurg. prema, 1788. — Exercitat. path. Mediolani, 1820.

Pravaz. — Rapports sur deux mémoires de M. Pravaz relatifs à l'étiologie et au traitement des luxations congénitales, par Gerdy; in Bul. de l'Acad. de méd.,1839-40, p. 121. Discussion in Ibid., p. 160.

Robert. — Des vices congénitaux de conformation des articul. Thèse de concours, 1851.

Sanson (Alph.). — Des luxations congénitales. Thèse de concours,1841.

Scarpa. — Memoria su i pedi forti cogniti, 1803. Trad. de Léveillé. Paris, 1804.

Sedillot. — Journal des Connais. méd. chirurg. 1836, p. 301.

Schœnfeld. — De luxatione congenita et singulare quadam luxatione genuum. Diss. inaug. Berlin, 1865.

Verneuil. — Etiologie des luxat. cong., in Gaz. hebd.,1866, nos 23, 32, 34, 36. — Gaz. des hôp., 1866, nos 67, 70, 102.

Vidal (de Cassis). — Pathologie externe, t. II, 4e édition.

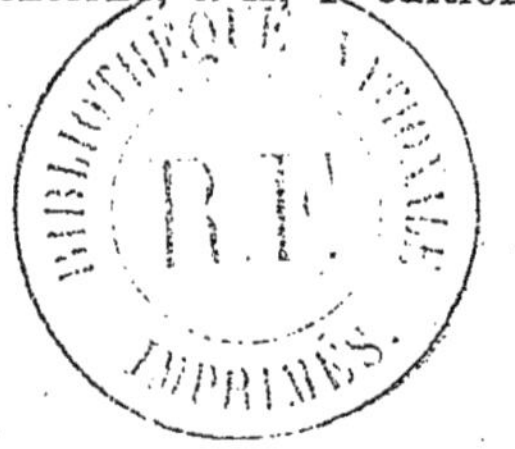

TABLE DES MATIÈRES.

Paris. — A. PARENT, imprimeur de la Faculté de Médecine, rue M.-le-Prince, 29-31.